慢性疲労、うつ、肥満、アレルギーが改善

2週間で体が変わるグルテンフリー《小麦抜き》健康法

溝口　徹

青春新書
INTELLIGENCE

はじめに　その不調は「小麦」が原因だった!?

　疲れがとれない、下痢や便秘を繰り返す、集中できない、イライラする……こうした心と体の不調を感じたとき、ほとんどの人は何らかの心当たりがあるのではないだろうか。

「コーヒーをたくさん飲んだから、胃が痛い」

「今日頭が痛いのは、昨夜飲みすぎたせいだ」

「最近、夜眠れない。仕事のストレスが相当たまっているな」

　といった具合だ。自分の食事や生活習慣を振り返り、それを改めれば、不調はやがて改善していくことがほとんどだ。

　ところが、いくら不調の原因を探してみても見当たらず、原因不明の体調不良を抱えたまま、毎日をやり過ごしている人もいる。

　その不調の原因は、もしかしたらあなたが毎日食べている「小麦」にあるかもしれないといったら、驚かれるだろうか。

　小麦は、パンやパスタ、ピザやうどんといった主食として、毎日のように食べられているし、ケーキやクッキーなどのお菓子にも使われている。また、麦茶やビール、しょうゆなどの原料としても使われており、意識せずとも摂取する機会の多い食品といえる。

その小麦が、なぜ不調の原因になるのか？

農薬や食品添加物、カフェインやアルコールといった、明らかに体によくないものが含まれているならわかる。だが小麦は私たちがこれまで食べ続けてきた、安全性の高い食品ではないのか。

しかし近年、この「小麦」をとらない人が増えている。それが「グルテンフリー」という食事法だ。「グルテン」とは小麦に含まれているたんぱく質のことである。

日本ではまだまだ知名度が低いが、海外ではハリウッド女優やモデル、アスリートなどが、グルテンフリーを実践していると公言している。また、欧米のスーパーなどではグルテンを除去したグルテンフリー食材も売られている。海外ではよく知られている食事法なのだ。

試しに、次ページのチェックリストで自分の体調を振り返ってみてほしい。小麦製品をよくとる人で、不調の原因に思い当たるふしがない場合、「小麦アレルギー」が潜んでいる可能性がある。

●「小麦アレルギー」チェックリスト

□疲れがとれない

□常に体がだるい

□頭痛や肩こりがある

□関節痛がある

□腹痛、下痢や便秘を繰り返す

□つい食べすぎてしまう

□食後に膨満感や胃もたれがある

□アトピー、ぜんそく、花粉症などの
アレルギーがある

□肌荒れや乾燥肌に悩んでいる

□集中できない

□イライラする

□生理不順や重い生理痛がある
（女性の場合）

たかが食べ物でこんな不調が起こるのか、と思われるかもしれないが、あらゆる病気や老化には、食べ物が深くかかわっていることをご存じだろうか。

私がおこなっている「栄養療法」という治療法は、正式名称を「分子整合栄養療法（オーソモレキュラー療法）」といい、ノーベル賞を2度受賞したライナス・ポーリング博士と、カナダの精神科医エイブラム・ホッファー博士の研究から生まれた。

「あらゆる不調の根底には栄養不足がある」という考えに基づき、薬に頼らず栄養素（食べ物）を使って、内科系疾患から精神疾患まで、さまざまな病気の治療に活用されている。

栄養療法の観点からグルテンフリーを見ると、頷ける部分が多々ある。では、単に小麦をやめればいいのかというとそうではなく、小麦の代わりに何を食べるのかが重要になってくる。日本人は長い間、米を主食としてきた民族であるため、小麦がダメなら米を食べればいい、と考えてしまいがちだ。しかし話はそんなに単純ではない。詳しくは本書のなかで述べるが、米をとりすぎることによって、別の問題が起こってくるのだ。

また、アレルギーには消化・吸収のトラブルも関係しているため、腸を強くするアプローチも不可欠だ。最新栄養医学をもとに、日本でグルテンフリーを実践するためのヒントをまとめた本書が、多くの方の健康を取り戻すきっかけになることを願っている。

『2週間で体が変わるグルテンフリー健康法』目次

不調の理由は「腸」にある

第1章　本人も気づかない「小麦アレルギー」

編集協力　樋口由夏
本文DTP　ハッシィ

序章　「小麦」を抜けば、体が変わる、心が変わる！

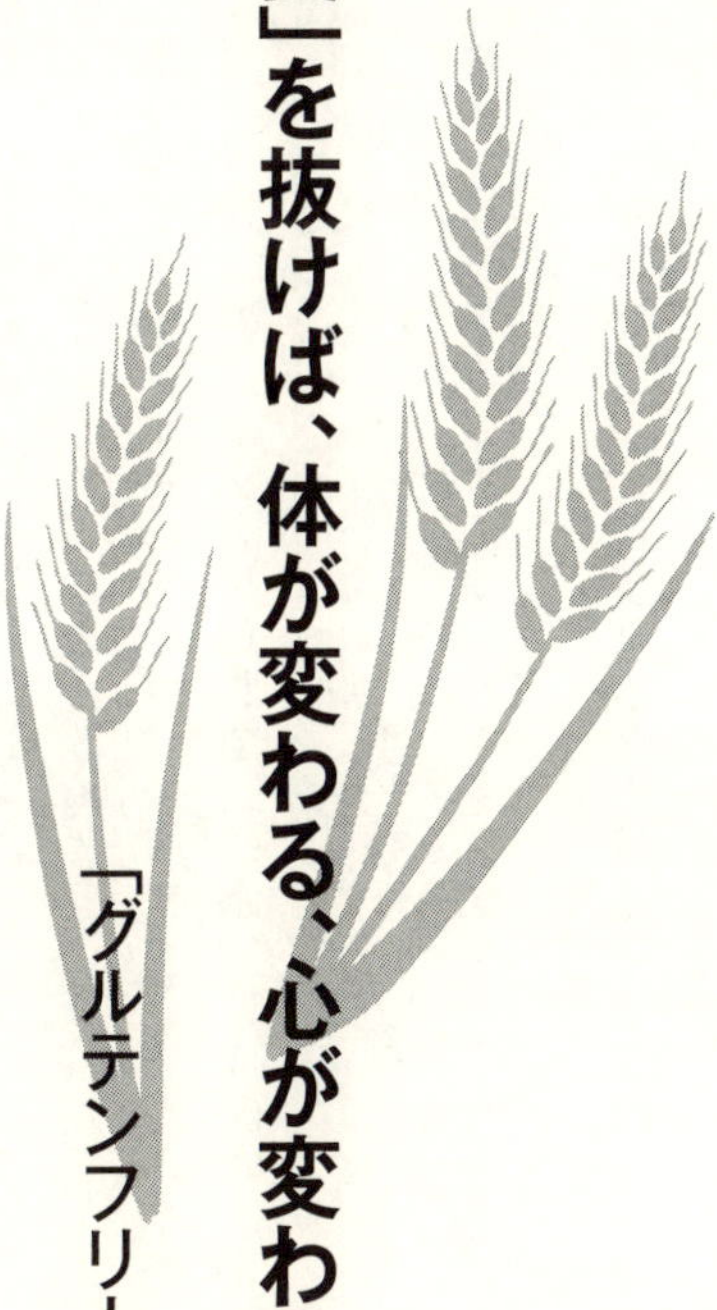

「グルテンフリー」とは何か

◎パン、パスタ、ピザ…「小麦」を食べない人が増えている

ここ最近「グルテンフリー」という言葉をよく聞くようになった。

世界ランク1位に上りつめたセルビアの男子プロテニスプレーヤーであるノバク・ジョコビッチ選手がグルテンフリーの食事法を実践して、飛躍的に成績が上がったことを書いた本を出版して話題になったほか、ハリウッドセレブがグルテンフリー・ダイエットを実践して美しくやせるなど、話題の健康法として注目を集めている。

グルテンフリーとは、食生活のなかからグルテンを除去することを指す。

そもそも「グルテン」とは何だろうか。

グルテンとは、小麦などの穀物に多く含まれるたんぱく質の一種。パンやケーキなどをふわふわふくらませたり、モチモチ感を出したりするのに関係している成分だ。

グルテンフリーというと、あたかも最近話題のダイエット法のようにとり上げられることも多いが、実はパスタなど小麦の摂取量が多いイタリアなどでは、グルテンフリー食材がもう30年以上も前から多く出回っている。決して新しい食事法ではないのだ。

小麦粉にはグリアジンとグルテニンという2種類のたんぱく質が含まれていて、水を加

えてこねると2つのたんぱく質が絡み合い、粘りや弾力性のあるグルテンになる。つまりグルテンは小麦から人工的につくられたたんぱく質である。パンをつくる過程を想像してみてほしい。パン生地をこねたときのあの粘りと弾力性がまさにグルテンだ。

グルテンを含む食材には、パンやピザ、パスタ、うどん、ラーメン、そうめん、そば（10割でないもの）などの麺類、ケーキやクッキー、ドーナツ、マフィン、パンケーキなどの菓子類、お好み焼き、中華まん、ギョウザ、シリアル、カレーのルーなどのほか、フライや天ぷらなどの衣にまで含まれている。そう、私たちが毎日のように口にする食材には、常にグルテンがあるといっても過言ではないほどあふれているのだ。

グルテンというたんぱく質は、もともとは地球上に存在しなかった。それを今私たちは、知らず知らずに大量に摂取する食生活を送っているのだ。

最近の研究で、このグルテンが体にさまざまな悪さをすることが明らかになってきた。では、小麦の何が悪いのか。これから、このグルテンを含む「小麦」について説明していこう。

◎小麦が悪さをする代表的疾患「セリアック病」

古くから知られている、グルテンが引き金になって起こる病気に「セリアック病」がある。

アメリカでは約130人に1人いるといわれ、最近増えてきている病気だ。

セリアック病とは、小腸の損傷を特徴とする自己免疫疾患で、わかりやすくいえば、グルテンにより小腸がダメージを受け、栄養が吸収できなくなる病気だ。

成人の場合、おもな症状は腹痛や下痢、便秘、体重の減少があるものの、50％の人には明らかな症状がなく、逆に過体重である患者もいる。

子どもの場合は、体重の増加不良や低身長などが見られる。これは、小腸が損傷したことにより、消化・吸収が妨げられるからであると考えられる。

腹痛や下痢など胃腸にさまざまな症状が見られることから、過敏性腸症候群や乳糖を分解する酵素が欠損しているラクターゼ欠乏など、ほかの疾患と診断されることも多く、セリアック病と気づかないまま見落とされる可能性も多い。

診断のピークは30～50代で、症例の2割は60歳以上ということからも、見落とされがちな病気であることは明らかだ。

興味深いのは、手術後など、大きな病気をしたあとにわかることが多いということだ。そして遺伝的素因が強い病気であることも知られている。

ただ、遺伝だけで発症するわけではない。もし遺伝的素因が強ければ、もっと若い時期に発症するはずだし、素因を持っている人はすべて発症するはずだ。遺伝的素因に加えて、必ず何らかの環境因子が重なることで発症しているのだ。

大きな病気をしたあとなど、重大なストレスがかかったときに発症しているということは、遺伝的素因以外の生活習慣や日々のストレスなどが強く影響していると考えられる。

ひとたびセリアック病と診断されたら、生涯にわたってグルテンフリーを続けないと、必要な栄養が吸収できなくなってしまう。とても怖くてやっかいな病気なのだ。

一方で、セリアック病に見られる特殊抗体がないものの、グルテンに反応をしてしまう人が近年急増している。いわば〝セリアックもどき〟のようなグルテン関連疾患があるのだ。

それが、「グルテン過敏症」や「グルテン不耐症」と呼ばれるものだ。

グルテンにより、何らかの体の不調が出るアレルギー体質であり、グルテンをとることで腸の免疫システムがグルテンを異物と判断してしまい、過剰に反応することで炎症を起こしている状態なのだ。

グルテンを摂取すると腹部の膨満感や消化不良などを起こすことが多いが、グルテン過敏症に関しては自覚症状がないケースも非常に多い。

たとえば慢性的な疲労感、下痢や便秘、集中力の低下、肌荒れ、ＰＭＳ（月経前症候群）、生理不順、不妊、アトピー、ぜんそく、鼻炎など、さまざまな症状が起きるため、まさか原因がグルテンにあるとは思いもしないのだ。

グルテンフリーはもともと、このようなグルテンアレルギー患者のための食事療法だ。試しにグルテンフリーを実践してみたところ、体調や精神状態がすこぶるよくなったという例が多かったため、世界中に広まっていった。

グルテン過敏症の症状は、日常生活のなかで感じる不調がほとんどで、病院に通うほどの不調ではないことも多い。そのため、潜在的なグルテン過敏症患者はかなりたくさんいるのではないかと想像できる。

グルテン過敏症と気づかないまま、日々不調を感じながら過ごしている人も多い。あなたの不調の原因は、グルテンのとりすぎかもしれないのだ。

◎ADHDと診断された患者が「グルテンフリー」で改善！

グルテンが子どもの発達障害にも影響を与えることがあるといったら、驚かれるだろうか。

私のクリニックには発達障害に悩むお子さんと親御さんもよく訪れる。

A君の落ち着きのなさが目立ちはじめたのは、小学校6年生のときだった。

音が気になる、集中できずに歩き回る、授業中におしゃべりをしてしまう、授業にとりかかるのに時間がかかるなどの行動が高学年になってから出てくるようになったのだ。

思い余って発達障害専門のクリニックを訪れると、ADHD（注意欠陥多動性障害）と診断された。

ADHDとは文字通り注意力が持続できず、行動に多動性や衝動性が見られる発達障害だ。発達障害専門のクリニックでA君のような症状を訴えれば、多くはADHDと診断されるだろう。

A君は薬を処方され、服用している間は症状が落ち着いているため、なんとか授業中は座っていることができる状態だったという。しかしこのままでは根本的な改善はないと悩んだお母さんに、通院していたクリニックのカウンセラーから私のクリニックを紹介され、

A君を伴ってやってきたのだ。

　さっそく血液検査をすると、遅発型アレルギーであるIgG抗体（第1章参照）の値が高い食品がたくさん出てきた。なかでも、小麦グルテンや全粒小麦のほか、チーズ、牛乳、ヨーグルトなどカゼイン（乳に含まれるたんぱく質）が含まれる食品で突出して高いことがわかった。

　次にグルテンに対するセリアック抗体を調べてみたところマイナス、つまり、A君はセリアック病ではないということがわかった。

　IgG抗体値が高く出る食品というのは、得てして好物であることが多い。それだけよく食べるという意味だ。実際A君も、パンと乳製品が大好きだという。

　そこでグルテンフリー、カゼインフリー（カゼインについては第3章で述べる）の食事指導とサプリメントを用いる栄養療法をおこなった。もちろん、最初はつらかっただろう。ところが、そのつらさを乗り越えるだけの結果が出た。

　A君が1カ月ほどで元気になり、毎日学校にも通うようになったと、お母さんから報告があった。それまでは疲労感がひどく、学校へは車で送っていかなければならなかった子が、だ。ソファでごろごろすることもなくなり、勉強もよくするようになったというのだ。

さらに3カ月後。こだわりがなくなり、友だちともめることがなくなった。それどころか、学校の先生から、「小さい子の面倒をよくみるようになった」といわれたという。つまり、自分以外の者に興味が出てきた証拠だ。この頃には、発達障害の薬の服用はストップしていた。

セリアック病の子どもには低身長で体重増加不良が多いと書いたが、実際、グルテンアレルギー（グルテン過敏症）の場合も同様に栄養不足のことが多い。

グルテンで腸の粘膜がボロボロになると食べ物の吸収が悪くなるため、正常な成長・発達ができなくなってしまう。A君の場合も例外ではなかった。症状が改善してからは、クリニックに来るたびに背も伸びて筋肉もつき、会うたびに大きくなっていくので驚いたものだ。

集中力も出てきて、新聞や本をよく読むようになったというA君には、さらに驚く後日談がある。

最初の受診から1年半後、中学3年になり、成績も上がって塾にも通うようになっていたA君は、進学校への推薦が決まったそうである。

A君のケースでは、1カ月で効果があらわれはじめ、1年半後には発達障害が消えてしまったことになるが、これは決して珍しいことではない。

グルテンフリー、カゼインフリーで適切な栄養をとることで、劇的な変化は誰にでも起こり得るのだ。

◎不調は「腸」からはじまっていた

前項で紹介したA君だが、実は彼は腸の粘膜が非常に弱いという特徴があった。

A君だけではない。IgG抗体検査で値が高い食品がたくさんあるというのは、腸の粘膜が弱い証拠なのだ。

詳しくはあとで述べるが、腸の粘膜が弱く、腸内環境が悪くなると、アレルギーを引き起こしやすくなる。

実際、A君は症状が改善する前は、下痢と便秘を繰り返していた。ところがグルテンフリーにしたら、すっかり改善したという。

そもそもA君はなぜ、小学校6年生という年齢で、発達障害の症状が出てきたのだろうか。その頃のことをお母さんが思い返すと、思い当たることがひとつあるという。それが抗生物質の服用だ。

6年生のとき、副鼻腔炎になったA君は、2週間抗生物質を飲み続けたという。A君の落ち着きのなさがあらわれたのは、ちょうどそのあとだというのだ。

抗生物質は細菌をやっつけるためには効果を発揮するが、一方で腸内細菌のバランスを崩してしまうことにもなる。もちろん、抗生物質だけが悪者なのではなく、A君はもともと腸の粘膜が弱かったのかもしれないし、原因は抗生物質だけではないかもしれないが、ひとつのきっかけであることは否定できない。

そしてグルテン（小麦）とカゼイン（乳製品）は、腸内環境を悪化させる代表的なものなのである。

◎見極め方法は「2週間抜いてみる」

グルテンやカゼインのアレルギーは自覚症状があまりなく、わかりにくい。

今の不調がグルテン・カゼインアレルギーに起因するものなのか、どう見分ければいいのだろうか。

実は血液検査などしなくても簡単にわかる方法がある。

グルテン・カゼインを食生活から抜いてみるのである。驚くほどシンプルな方法で、「チャレンジテスト」と呼ばれている。

その期間は「2週間」。

「小麦製品と乳製品を食事から抜くなんて不可能だ」

「何も食べるものがなくなってしまう」

という声が聞こえてきそうである。確かに、かなり難しい人が多いかもしれない。

だが逆にいえば、それだけ普段の食生活を小麦と乳製品に依存していたということではないか。

そういう人にこそ、チャレンジテストの意義がある。グルテンフリー、カゼインフリーの効果が顕著にあらわれる可能性が高いからだ。

ただし、この2週間はかなり厳密に抜いてもらうことになる。

小麦が含まれる食品については先述したが、パンやパスタ、麺類などわかりやすいものだけではなく、この期間は麦茶やビール、しょうゆなど、グルテンが含まれている可能性のあるものを、完全に除去するのだ。

カゼインフリーでは、牛乳、ヨーグルト、チーズ、生クリームなどが代表的なもので、これらを除去することになる。グルテンに比べれば、カゼインのほうが除去しやすいのではないだろうか。

なぜここまで完全に除去するのかというと、それだけ体調の変化がわかりやすいからである。抜いてみても何も変わらなければ、またいつも通り食べればいいだけだ。

私は潜在的なグルテン・カゼインアレルギーの人はかなりいると見ている。やってみて損はないだろう。

もし何か体調にいい変化が起きてきた場合は、グルテンまたはカゼインのアレルギーである可能性が高い。

いい変化、とひと口にいっても人それぞれだ。

よく聞くところでは、「便秘や下痢が治った」「肌がきれいになった」「集中力が出てきた」「頭痛や肩こりが治った」「アトピーが改善した」「鼻炎や花粉症が軽減した」「疲れにくくなった」「頭がスッキリして朝の目覚めがいい」などがある。

2週間抜いたあと、もう一度いつも通りの食生活に戻してみよう。アレルギーがある場合、また不快症状が出てくるはずだ。むしろ、抜いたことで体がリセットされて変化に気づきやすくなるため、不調が顕著に出るかもしれない。

いい調子を持続したければ、ある程度食生活を変えていかなければならないだろう。その後の食生活をどうするかは、体調と相談しながらやってみてほしい。

ちなみに先述したA君は厳密なグルテン・カゼインフリーの食生活をしないとすぐに症状が悪化してしまう。パン大好き、乳製品大好きな少年だったが、抜いたときの体調のよさ、頭の冴えを十分実感しているので、本人はもう「パンには手を出さない」といっている。

グルテンやカゼインのアレルギー度合いにもよるが、そこまで厳密にやらなくても、たまにパンやパスタを楽しんだり、外食を楽しむなど、自分なりに工夫してみるといいだろう。

体調さえよければ、やり方やアレンジは自分次第だ。平日はそこそこにして、週末はしっかり除去する、あるいは平日はしっかり除去して、たまの週末は好きな食事を楽しむというやり方でもいい。自分の状態に合わせて工夫してみてほしい。

では、なぜグルテン・カゼインフリーで体や心に変化があらわれるのか。次章からはそのメカニズムを解説していこう。

第1章

本人も気づかない「小麦アレルギー」

不調の理由は「腸」にある

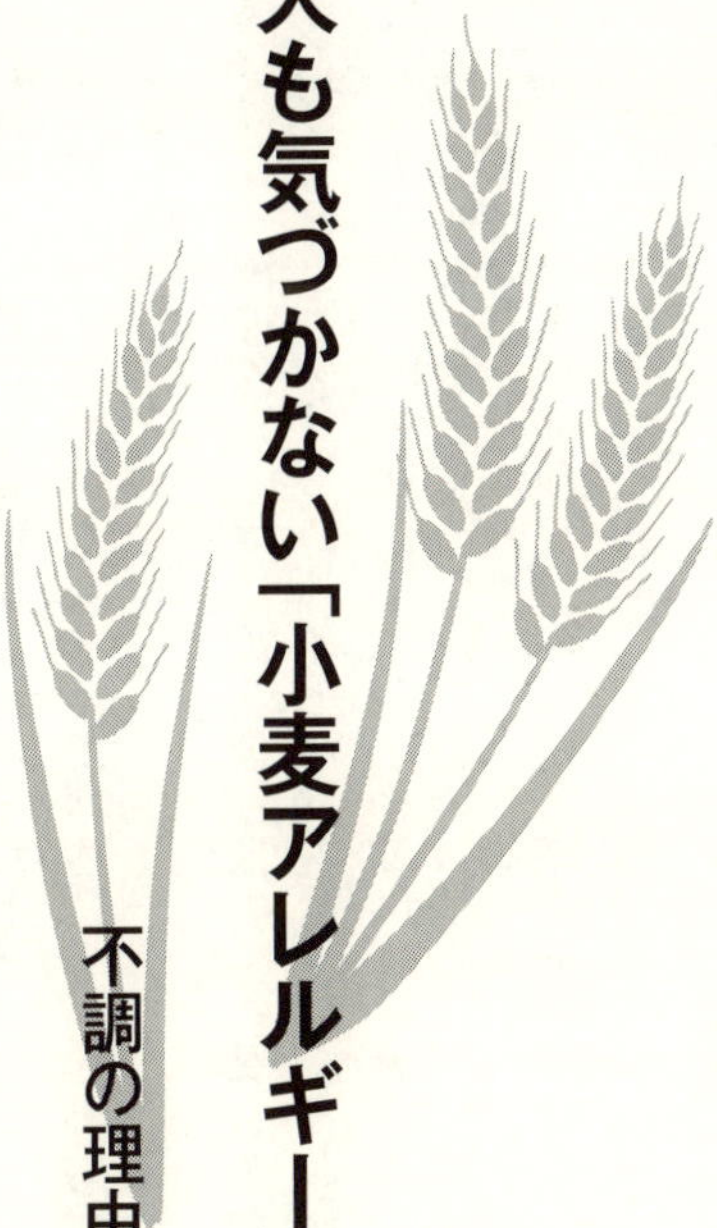

◎症状がすぐ出るアレルギー、反応が遅いアレルギーがある

アレルギーは、本来体にとって毒性のないものであるにもかかわらず、体が異物と認識して過剰に反応してしまう状態だ。

異物（抗原）となるものが体に侵入してきたとき、私たちの体は異物に対して「免疫グロブリン（Ｉｇ）」をつくる。免疫グロブリンは体のなかにたくさん存在し、これが抗体となって、体内に侵入してきた異物と結びつくのだ。これは、次に同じ異物が入ってきたときに侵入させないための免疫システムだ。

これが正常に機能しているときは問題ないのだが、本来異物ではないものに対しても過剰に働いてしまい、さまざまな症状を引き起こす。これが「アレルギー」だ。

序章で紹介したA君には小麦、乳製品などに対するアレルギーがあった。

アレルギーといって思い浮かべる症状は、一般的に「そばを食べると湿疹が出る」とか、「花粉が飛ぶと鼻水が出る」といったものだろう。

A君の場合も、もっと早くに病院でアレルギー検査をすれば、すぐに小麦と乳製品のアレルギーだとわかったはず――そう思われるかもしれない。

ところが、通常の検査ではこのアレルギーはすぐに見つけることができないのだ。

A君のアレルギーは、ＩｇＧアレルギーという「遅発型のアレルギー」で、親も本人もなかなか気づきにくいタイプのものだった。

実はアレルギーには、「免疫グロブリン（Ｉｇ）」のタイプによって、大きく分けて3種類ある。

①すぐに症状があらわれるＩｇＥアレルギー

アレルギーと聞いて、私たちがイメージするのはこのタイプだろう。

先述したように、そばアレルギーやエビやカニなどの甲殻類アレルギーといった、一般的な食物アレルギーや花粉症などがこのＩｇＥタイプのアレルギーで、即時型アレルギーともいわれる。

原因となる物質を摂取したり、吸い込んだりするとすぐに反応があらわれるため、本人も何のアレルギーか自覚しているケースがほとんどだろう。

特定の食品を食べると皮膚にかゆみや湿疹が出たり、喉がイガイガするようなことがあったら、ＩｇＥ抗体がその食品にアレルギー反応を示した証拠だ。

ＩｇＥタイプのアレルギーで最も怖いのはアナフィラキシーショックだ。

じんましんや皮膚が赤くなるといった症状がすぐにあらわれ、めまいや呼吸困難、血圧低下などを引き起こして意識障害に陥ることもある。それどころか、最悪の場合は死に至ることもある、非常に強い反応だ。

②アレルギーが発見しにくいＩｇＧアレルギー

Ａ君に判明したアレルギーであり、この本で紹介する「グルテン関連疾患」に関係してくるアレルギーがＩｇＧタイプだ。

免疫グロブリンの実に80％を占めているのがこのＩｇＧタイプなのだが、抗原と結びついてもすぐに症状があらわれるわけではない。ＩｇＧの複合体には補体と呼ばれるいわば補佐役が介入しており、まずこの補体が活性化することでさまざまな反応が起きている。だからアレルギー反応が出るのが遅くなる。「遅発型アレルギー」と呼ばれるのはこのためだ。

このＩｇＧアレルギーの反応の遅さこそが、やっかいな問題を引き起こしている。

たとえば抗原となる食物を食べても、反応が出るのが数時間後、あるいは数日後となれば、いったい何が抗原なのかがわかりにくくなる。すると、知らずに食べ続けてしまうことになり、症状が悪化してしまうこともある。「抗原が見えない」のだ。

ＩｇＧアレルギーは、特異な症状が出ないうえに、症状も多岐にわたっているためわかりにくい。特定の食品をとってしばらく時間がたってから眠くなる、だるくなる、頭痛がするといったことも起こる。Ａ君のように、落ち着きがなくなるだけでなく、イライラ、落ち込み、他人に対する攻撃性といったものに発展し、発達障害と診断されてしまうことも少なくない。

いつも近くで子どもを見ている親でさえも気づかないのだ。このため、「隠れアレルギー」ともいわれている。

しかも、大好物や毎日食べるものが抗原になっているケースが多いというから悩ましい。先のＡ君も、パンと乳製品が大好きだった。

逆にいえば、好物のものは何か、毎日食べているものはないか、特定の食物を頻繁《ひんぱん》に食べていないかをチェックすることが、見えない抗原を見つけるためのポイントともいえる。このタイプのアレルギーは、毎日の食習慣が大きな影響を与えているといえるのだ。

「毎朝、トーストに牛乳は欠かせない」

「卵は必ず食べている」

そう、小麦と乳製品、そして卵が抗原となって、ＩｇＧ抗体と結びつくケースは非常に多い。

ＩｇＧアレルギーの有無は血液検査で調べることができる。その検査項目が次ページの表である。この血液検査は専門の機関でないと受けられないが、家庭でできるチェック方法もある。それが、序章の最後で紹介した「２週間抜き」である。

実はＩｇＧ抗体の半減期は20～24日といわれている。つまり、ある程度の期間、アレルゲンと思われる食品をとらないことで、ＩｇＧタイプのアレルギーの症状が改善される可能性が高いのだ。

ＩｇＥアレルギーとＩｇＧアレルギーの両方を持っている人も少なくない。アレルギーと判断するのに、「食べるとわかる」のがＩｇＥアレルギー、「抜いてわかる」のがＩｇＧアレルギーともいえる。

ＩｇＧアレルギーの場合、ある程度抜いたあとに、また摂取してみる。そこで不快症状が出てきたら、その食品のアレルギーである可能性が高いことは、先述した通りである。

●IgGアレルギーの検査項目

血液検査により、以下の食品にアレルギーがないかを調べる。

乳製品

カゼイン
チェダーチーズ
カッテージチーズ
牛乳
ホエイ（乳清）
ヨーグルト

肉

牛
鶏
卵白
卵黄
羊
豚

魚介類

アワビ
ハマグリ
タラ
カニ
イカ
カキ
バラフエダイ
サケ
スズキ
エビ
マグロ

ナッツ・穀物・野菜

アーモンド
キドニー豆
小豆
大豆
サヤインゲン
ソバ
カシューナッツ

ナッツ・穀物・野菜

トウモロコシ
小麦グルテン
緑豆
オーツ麦
ピーナツ
ピスタチオ
玄米
白米
ライ麦
ゴマ
クルミ
全粒小麦
アスパラガス
タケノコ
モヤシ
ゴーヤ
ブロッコリー
キャベツ
ニンジン
カリフラワー
セロリ
キュウリ
ナス
ニンニク
コンブ
西洋ネギ
レタス
マッシュルーム
オリーブ（黒）
タマネギ
ピーマン
サツマイモ
ジャガイモ
カボチャ
ホウレンソウ
トマト

果物

リンゴ
アボカド
バナナ
網メロン
チェリー
ココナッツ
赤ブドウ
グレープフルーツ
キウイ
レモン
マンゴー
オレンジ
パパイヤ
モモ
パイナップル
イチゴ
スイカ

スパイス

カレーパウダー
ショウガ
マスタード
黒コショウ
チリ
バニラ

その他

ココア
コーヒー
ハチミツ
サトウキビ
緑茶
製パン用イースト
醸造用イースト

③粘膜と関係しているIgAアレルギー

3つめはIgAタイプのアレルギーだ。

IgA抗体は、粘膜に幅広く存在する抗体だ。

IgE、IgG抗体が血液中に入ってきた異物に対して体を守るように働くのに対して、IgAは血液に入る前段階、腸粘膜や目や鼻の粘膜など、「粘膜」のところで働く免疫グロブリンだ。

粘膜はいわば、体の内側にありながら、常に外界にさらされているといえる。口、食道、胃、腸、肛門はまるで1本のホースのようにつながっているが、それぞれの粘膜は、外からの侵入物を最初に受け入れる場所だ。毎日の食事などで体内に入ってくる刺激に対して、最前線で闘っているのが粘膜というわけだ。

侵入してきた外敵（抗原）は、粘膜から分泌された粘液で包み込み排出している。そのわかりやすい例が、せき（痰《たん》）であり、下痢であるといえる。

IgAが十分分泌されていると、粘膜のバリア機能が働き、血液に入る前に抗原を撃退することができる。ところが粘膜が弱っていると、抗原が血液中に入ってしまうことになる。

●腸の炎症が全身の不調を引き起こす

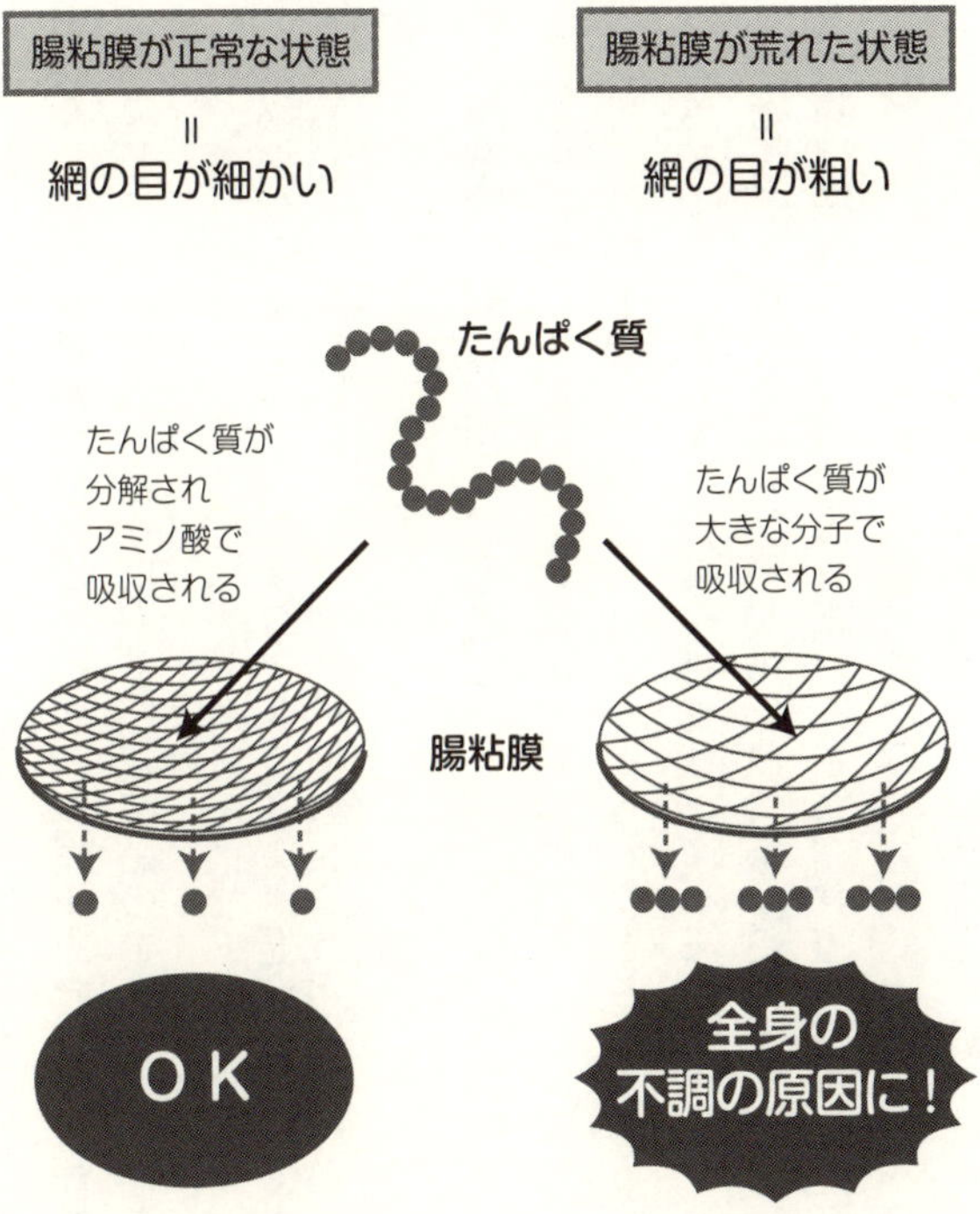
腸粘膜が正常な状態
=
網の目が細かい
腸粘膜が荒れた状態
=
網の目が粗い
たんぱく質
たんぱく質が
分解され
アミノ酸で
吸収される
たんぱく質が
大きな分子で
吸収される
腸粘膜
OK
全身の
不調の原因に！

腸に炎症があり、粘膜が荒れていると、たんぱく質を消化する際、大きい分子のまま吸収されてしまう。その結果、アレルギーをはじめ、頭痛や便秘、うつ、発達障害など、全身の不調を引き起こす。

血液検査をして、特定の食材にIgA抗体があるときは腸管やそのほかの粘膜が弱くなっていることを疑う。その食材が抗原となってアレルギーを起こす可能性が高くなる。後述するが、腸の粘膜とアレルギー、とくに小麦と乳製品のアレルギーは深くかかわっている。

IgA抗体の分泌が少なくなると、IgGアレルギーも発症しやすくなる。そして症状もわかりにくいという点では非常に似ているのが特徴だ。

◎腸の炎症とは、腸粘膜の網目が粗くなること

アレルギーと極めて密接にかかわっているのが腸の状態だ。腸は私たちが食べたものを分解し、消化吸収する役割を担っているのはよく知られたところだろう。

私たちが食べたものが消化吸収をされる機能を担っているのは、口から肛門に至るまでの消化管。その中心を担っているのが、小腸の粘膜にある粘膜上皮だ。

そもそも、食べ物は噛むことで口腔内で細かくされ、食道から胃に送られる。胃では胃酸と消化酵素によって、さらに細かい状態にされる。

胃の内容物は一定量、小腸に送られる。通常、小腸で消化酵素と混ぜ合わされてもとの

性質が残っていない小さな分子にされる。ここまできてようやく、小腸の粘膜上皮から吸収されるのだ。

消化とはつまり、大きな分子を小さな分子にすることなのだ。小さな分子とは、たんぱく質が分解されてアミノ酸の状態にまで分解されるということである。アミノ酸に分解されてしまえば、その食材がもともと持っていた特性がなくなり、アレルギーの原因とはならない。

ところが分解がある段階までしかおこなわれず、分子が大きなままで食材の特性が残ってしまうと、それが抗原となってアレルギー反応が起こってしまうのだ。

つまり、アレルギー反応を起こすかどうかは、どこまで細かく分解されているかにかかっているのだ。

小腸は、小腸絨毛《じゅうもう》といって、文字通り絨毯《じゅうたん》の毛のようなものでできている。その分、表面積が大きくなっていて、その面積はテニスコート一面分ともいわれている。それだけいろいろな栄養素を吸収できるようになっているわけだ。

想像してみてほしい。この大きな小腸の粘膜の機能が低下すればどうなるだろうか。

本来、腸の粘膜は細かい網の目のようになっている。〝ザル〟を思い浮かべてみるとわかるが、健康な腸粘膜は目の細かいザルと同じで、小さな分子、つまりアミノ酸まで分解されたものを通す。ところが、粘膜の機能が低下すると、網の目が粗くなってしまう。目の粗いザルと同じで、十分に分解されていない大きな分子のものも通してしまうのだ。それが抗原となって免疫が過剰に反応し、アレルギーを発症する。

最近急増している「リーキーガット症候群」は、腸粘膜の疾患だ。

リーキーガット症候群とは、まさにこの腸粘膜の目が粗くなった状態だ。当然、たんぱく質も大きな分子のまま侵入してしまうから、それが抗原となってアレルギー反応を起こしやすくなる。

起こるのはアレルギー反応だけではない。うつやイライラなどの精神症状まで引き起こすことがある。

また、ＡＤＨＤなどの多動性や、自閉症といった子どもの発達障害についても、リーキーガット症候群とのかかわりが指摘されているのだ。

◎野菜、果物にもたんぱく質が含まれている

ところで小麦は栄養学上、糖質（炭水化物）に分類される。だが、小麦にもたんぱく質

が含まれている。

すでに序章で何度も話した通り、それこそが「グルテン」になる。

たんぱく質が分解され、消化酵素によって小さなペプチドに分解され、それがさらにアミノ酸の状態になって、小腸から吸収される。

前項でたんぱく質が分解されず、大きな分子で入ってくることでアレルギー反応が起こると述べた。アレルギーは、分解されなかったたんぱく質に免疫が過剰に反応して起こるのだ。

たんぱく質といえば、肉や魚、卵を思い浮かべる人がほとんどだろう。

「アレルギーは、肉、魚、卵など、たんぱく質を食べるときに気をつければ大丈夫」

そう思った人も多いかもしれない。

確かにたんぱく質はアレルゲンになるので食べ方に注意が必要なのだが、ちょっと待ってほしい。

たんぱく質は、どんな食材にも含まれていることをご存じだろうか。例外があるとすれば、油（脂質）だけなのである。

たとえば、野菜や果物にも微量のたんぱく質が含まれている。

海外の症例だが、トマトによる食物アレルギーの報告がある。それも、トマトを食べると顔つきが変わり、暴言を吐くといった、精神症状が出てくるものである。

野菜といえば、ビタミンやミネラルを多く含み、食物繊維も豊富というイメージを持っている人も多いだろうが、実は微量ながらたんぱく質が含まれているのだ。

そのたんぱく質がアレルギーを引き起こす。トマト以外にもアボカド、イチゴ、リンゴ、バナナなど身近な食材でアレルギーを起こす人もいる。

ここでいうアレルギーとは、先述したIgGタイプ、つまり遅発型のアレルギーのことである。

野菜や果物などのアレルギーもすぐに症状が出るケースは少なく、なんとなく体がだるい、頭痛がする、数日後に湿疹が出る——だからアレルギーと気づかずに食べ続けてしまうことになるのだ。

◎アレルギーになりにくい食品もある

「あらゆる食材にたんぱく質が含まれているなら、何を食べてもアレルギーになる可能性があるのでは？」

そう思われるのも無理はない。

ただ、食材には、抗原になりやすいものとそうでないものがあるのは確かだ。抗原になりやすい食材の代表が、本書のテーマでもある「小麦」と「乳製品」だろう。食物アレルギーは、食生活を振り返ればよく食べているものに多いということを思い出してほしい。現代人の食生活では、小麦製品と乳製品は欠かせないものとなっている。試しに直近１週間の食生活を書き出してみよう。どれだけの小麦製品と乳製品をとっているかが顕著にわかるだろう。

それに対して、よく食べてもアレルギーが出ない食材の代表格が米と肉だ。米と肉は抗原性が低いのだ。

肉は、たとえ頻繁に食べても、牛肉・豚肉・鶏肉など、種類が豊富なので、同じものを食べ続けることは少ない。たとえば「豚肉を毎日大量に食べている」という人は少ないだろう。だから抗原になりにくいのだ。

では米のアレルギーの人もまったくいないのかというと、実はかつて、米アレルギーの患者さんがいたのである。なぜ米アレルギーと判明したのか。経緯はこうである。

Ｂさんは統合失調症と診断された女性。Ｂさんがあるとき、歯の治療をすることになり、治療期間中、米を食べないように指示されたという。すると、治療期間中だけ、幻覚など統合失調症特有の症状が消えたのだ。

かつてないほど頭もスッキリしたため、食べ物や栄養とのかかわりが知りたいと、私のクリニックを訪れたのだった。検査の結果、米のアレルギーと判明した。ちなみにBさんは農家の娘さんである。お米はかなりの頻度で食べていただろう。

このように、まれではあるが米のアレルギーの人もいる。抗原性が低いといっても決してゼロではないのだ。

ちなみに今、統合失調症の治療でも、グルテンフリーは注目されている。それほど食べ物が精神状態や脳に影響を与える可能性は高いのだ。

◎子どもは母親の腸内細菌を受け継いでいる

アレルギーと腸の状態が密接にかかわっていることはわかっていただけたと思う。食物アレルギーを発症する可能性は、腸内環境によっているといっても過言ではない。

腸内環境は個人差が大きいものである。では、その腸内環境はどのようにして決まるのか。

腸内には100兆個、数百種類もの常在腸内共生菌が存在している。腸の粘膜にはこれらの菌がびっしりと生息しているのだ。その様が、まるで花畑のように見えることから、「腸内フローラ（腸内細菌叢《そう》）」と呼ばれている。

この腸内フローラ、誰もが皆同じような花畑を持っているわけではない。一人ひとり顔が違うように、腸内フローラの様相もまったく異なるのだ。

腸内細菌は大きく3つに分けられる。まず1つめが乳酸菌やビフィズス菌などの善玉菌と呼ばれるもの、2つめがウェルシュ菌などの悪玉菌、そして最後が腸内細菌の60％を占めるといわれる中間の日和見《ひよりみ》菌である。

健康な人の腸は、善玉菌が悪玉菌を抑える形でバランスが保たれている。ところが、何らかの原因で悪玉菌が優勢になったり、どっちつかずだった日和見菌も悪玉菌に変わってしまったりすると、腸内環境が悪化し有害物質が発生するため、腸の粘膜の機能が落ちていく。そして腸の粘膜に炎症を引き起こすのだ。

実は、腸の粘膜に生着しているこれらの細菌の種類は、基本的に一生変わることはない。分娩時、子どもが産道を通るとき、母親の腸内細菌を受け継いでくるのだ。

おなかのなかにいるときの赤ちゃんの腸内は、無菌状態だ。いよいよ出産となってお母さんの産道を下りてくるとき、赤ちゃんははじめて産道の細菌を飲み込むことで、腸内に細菌を棲《す》まわせることになるのだ。

つまり、人は母親の腸内環境の影響をそのまま受け、それが一生続くということなのだ。母親になるのも責任重大である。ちなみに母親の産道を通らない帝王切開で生まれた子どもは、手術室の細菌バランスの影響を受けるといわれている。

では、腸内細菌のバランスが悪い母親のもとに生まれてしまったら、どうにもならないのか。しかも、腸内環境は常に外敵にさらされ、腸内細菌のバランスは、加齢とともに低下していくのは事実だ。このまま悪化していくだけなのか。

もちろん、そんなことはない。細菌の種類は変えることはできないが、バランスは常に変化しているからだ。

腸内環境を改善するには、腸内細菌の善玉菌を増やすこと、腸粘膜を荒らしてしまうような食材をなるべく避けること、これに尽きる。

もう一度いおう。腸内環境は変えることができる。

腸内環境を悪くするものは何か、そして改善するにはどうすればいいのか、この本でじっくり話していこう。

◎腸内細菌まで殺してしまう抗生物質

腸内細菌のバランスを崩してしまうもののひとつに、抗生物質がある。

子どもが風邪をひくと、抗生物質を処方されることが多い。当たり前の話だが、抗生物質は細菌を殺す作用がある。ところが、風邪の原因のほとんどはウイルスであり、細菌ではない。

細菌とウイルスを同じもののようにとらえている人もいるかもしれないが、細菌とウイルスはまったくの別物である。

細菌には抗生物質が有効だが、ウイルスには効かない。つまり、風邪のときに抗生物質を飲んでも効果はないのだ。

そうであるにもかかわらず、病院に行って風邪と診断されると抗生物質が処方されがちな現実がある。

風邪を治すのは安静がいちばんであり、実際、ほとんどが自然治癒力で治っているのだ。温かくして休んでたっぷり汗をかく。発熱は体がウイルスと闘っている証拠であり、免疫力をアップするチャンスと考えてみてはどうだろうか。

もちろん、高熱で体力が消耗していたり、まったく水分も食事もとれないような状況なら解熱剤で熱を下げ、体を楽にすることも必要だが、風邪に伴う普通の熱であれば無理に薬で熱を下げる必要はないのだ。

さて、抗生物質を飲むと細菌を殺してしまうと述べた。ということは、腸内細菌の悪玉菌だけでなく、善玉菌も殺してしまうことになる。これが腸内環境を悪化させる引き金になっているのだ。

実際、抗生物質を服用したあとに下痢気味になった、便秘になった、おなかの調子が悪くなったという人もいるのではないだろうか。子どもに処方する際には、同時に整腸剤が処方されることもあるのは、そのためだろう。

子どもが小さいうちから、熱が出た、おなかが痛い、せきが出る、鼻水が出るといっては小児科に通い、そのたびに抗生物質が処方され、飲んでいたとしたら、腸内環境はどうなってしまうのだろうか。

ひと昔前の抗生物質は、ピンポイントで効くものを使用していた。ところが現在では、幅広く効き目がある抗生物質を使用することが多い。腸内細菌への影響力もそれだけ大きくなるというわけだ。

病気を治そうと飲んだ薬で、腸内環境が悪化し、免疫力が低下してしまうとしたら――皮肉なことである。

先に紹介したA君は、抗生物質を服用したことで落ち着きがなくなるなどの症状が出た。また、私の患者さんの話だが、2歳のときに中耳炎で抗生物質を処方され服用したところ、言葉が出なくなってしまい、自閉症と診断されてしまった子もいる。抗生物質によって腸内細菌のバランスが崩れ、脳にまで影響が出てしまうこともあるのだ。

裏を返せば、医学の進歩が、ある種のアレルギーや脳のトラブルをつくっているといえるのかもしれない。

もちろん、病気のなかには抗生物質が有効で、抗生物質によって救われることも多々あることは明記しておく。ただ、処方する必要がないのにむやみに処方するのは、腸にとっては悪影響以外の何物でもない。

「せっかく病院に来たのだから抗生物質を処方してほしい」という患者側の意識も否定できない。

とはいえ、とくに腸が未熟な乳児に対しては、抗生物質の使用は、医師もお母さんも慎重になってほしいと思うのだ。

◎赤ちゃんの〝未熟な腸〟には注意が必要

繰り返すが、乳児の腸粘膜は大人に比べて未成熟だ。

出産を境に、それまで胎盤を通しておこなわれていた栄養摂取は、腸を介しておこなわれるようになる。これに伴って消化・吸収機構も変化するのだ。

生まれたばかりの赤ちゃんが未成熟な部分が多いのは当然だと思うかもしれないが、なかでも腸粘膜の成熟は遅い。

赤ちゃんの腸は大人に比べて薄く、組織としても弱いため、バリア機能も弱い。

母乳は赤ちゃんに必要な免疫物質が豊富に含まれ、消化器官に負担がかからない、赤ちゃんにとって最高の栄養ドリンクだ。

ただし、お母さんの栄養状態がよく、必要な栄養素が十分に含まれていることが条件になる。

未成熟な赤ちゃんの腸でも、母乳に含まれる成分を分解する消化酵素があり、糖質や乳たんぱく、乳脂肪の消化・吸収はできる。しかし、それ以外のたんぱく質や脂肪分の消化・吸収は難しい。

そこで問題になるのが離乳食だ。

最近は育児雑誌などでも、離乳食の開始時期と与える食材によるアレルギーの問題もとり上げられるようになり、お母さんも迷うところだろう。

たんぱく質が大きな分子のまま消化・吸収されることでアレルギーが発症する仕組みについてはすでに述べた通りだ。となると、赤ちゃんの未熟な腸に消化・吸収できないたんぱく質が入ってくれば、それは異物とみなされ、アレルゲン（抗原）になってしまう可能性が高くなるのだ。

未成熟なときに腸に負担をかけてしまったら、腸のバリア機能に低下が起きるのはある意味当然なのだ。

今はワーキングマザーも増えているから、母親の職場復帰に備えて保育園に預けるために、早めに離乳食を開始しなければならないなど、社会的な事情もあるかもしれない。しかし、赤ちゃんの腸内環境のことを第一に考えれば、母乳ですくすくと育っているうちは環境が許す限り、離乳食を早める必要はないだろう。

◎人工甘味料も腸内細菌のバランスを乱す

「何か甘いものが食べたいな」

疲れたときやイライラしたとき、つい甘いものに手が伸びる人も少なくないだろう。でもなんとなく甘いものを食べすぎるのはよくないことはわかっているから、砂糖は控えたい、そんな思いから「人工甘味料」の食品に手が伸びる――もしそんな人がいたら、注意が必要だ。

「ダイエットのためにゼロカロリーのスイーツをとるようにしている」

「甘いものを飲みたいときは、ゼロカロリーの清涼飲料水を選ぶようにしている」

こんな人は、自ら腸内環境を乱している、といったら驚かれるだろうか。

抗生物質に加えて、腸内細菌のバランスを乱すものに人工甘味料がある。

そもそも人工甘味料には、アメリカでの肥満・糖尿病対策が背景にある。

その昔、カロリー＝悪とされ、さかんにカロリー制限が叫ばれたが、一向に肥満も糖尿病も減らなかった。そこでファットフリー（脂肪ゼロ）、ローファット（低脂肪）の時代は終わりを告げ、次は砂糖＝悪となり、ノンシュガーの時代に突入、そうして登場したのが人工甘味料というわけだ。

砂糖を減らしても糖尿病も肥満も減らない、ならば砂糖の代わりに人工甘味料を使えば当然、糖尿病も肥満も減ると考えられていた。人工甘味料はゼロカロリーだから、太るはずはない、という認識だったのだ。

ところが結果は予想に反して、人工甘味料を使っても糖尿病も肥満も減らなかった。

それどころか、２０１４年、世界的に権威のある学術誌『ネイチャー』で、「人工甘味料が腸内細菌を介して肥満や糖尿病の発症に影響を与える」という研究結果まで発表されたのだ。

研究チームは、砂糖を人工甘味料に替えても体重が減らない原因を長年研究してきた。そして以下のようなマウスの実験をおこなって検証したのである。

それは、人工甘味料サッカリン、スクラロース、アスパルテームを摂取すると、腸内フローラを変化させ、耐糖能異常（血糖値が下がりにくい状態）を引き起こすということがマウスの実験で明らかにされたというもの。人工甘味料で育てたマウスは、血糖値が下がりにくく、肥満傾向を引き起こす状態になったのだ。

簡単にいえば、人工甘味料を摂取することで、糖尿病予備軍になる可能性が高いという結果である。

これは、私たちの糖代謝システムに人工甘味料が直接働いて起こるのではなく、人工甘味料が腸内で腸内フローラを変化させたことによる間接的な結果である。

実験の詳細は省くが、研究チームは、マウスに与えた人工甘味料の大半が吸収されずに腸に到達したことから、腸内細菌に注目。腸内フローラを、まったく細菌のないマウスに移植する実験で耐糖能異常が腸内フローラによるものかどうかを調べた。

試験管内で腸内細菌を培養するときに人工甘味料を入れておき、それを細菌のないマウスに移植する。それだけで耐糖能異常が起こったのだ。一方、ブドウ糖や砂糖入りの水で育てたマウスには、この変化はなかった。

これは人工甘味料が腸内フローラに直接作用をし、バランスを崩したことを示しているのだ。

人でも同じことがいえるのだろうか。

人工甘味料を常用している人は明らかに健康な腸内細菌の構成に大きな変化をもたらすことがわかっている。また、ヘモグロビンA1cの数値（糖尿病の診断基準で重要な数値）が軽度に上昇していること、しかも1週間という短期の摂取でもこの変化が起こっていることがわかったのだ。

つまり、砂糖の代わりに人工甘味料をとっても糖尿病は改善しないばかりか悪化する可能性があり、やせるどころか肥満傾向になる可能性もあるのだ。

人工甘味料は砂糖よりも甘味が強いため、「甘いものを食べたい」という欲求は一時的に満足させてくれるかもしれない。

ただ、とりすぎると甘味に関する感受性を下げ、物足りなくなって摂取量が増える危険性もある。また、本当の意味で脳が満足することがないため、むしろ砂糖を少量とったほうが肥満を防ぐにもいいといわれているくらいなのだ。

腸内環境を乱すということから、アレルギー症状がある人も、人工甘味料は避けたほうがいいだろう。

◎小児アレルギー学会では否定されたＩｇＧアレルギー

ＩｇＧアレルギーは、本人も親でさえも気づきにくい遅発型のアレルギーであることはすでに説明した通りだ。

私自身、先に紹介した小麦と乳製品にＩｇＧアレルギーがあったA君のように、ＩｇＧアレルギーを自覚し、その食品を除去していくことで劇的に症状が改善する例を何度も見てきた。

ここでもう1人、IgGアレルギーのある食材を避けることで症状が改善したケースをご紹介しよう。

Cさん（女性）は18歳の頃、突然起こる動悸や不安、冷や汗などを自覚し、かかりつけの内科医に自律神経失調症と診断された。投薬治療を続けていたが改善することがなかったため心療内科を受診したところ、パニック障害と診断された。以後、数種類の抗うつ剤と抗不安薬を服用し、どうにか仕事をこなし、日常生活を送ってきた。

頭痛や倦怠感、動悸、不安といった症状が食事の数時間後に起こることが多いと気づいたのは、31歳になった頃。栄養療法をおこなっているということで私のクリニックを受診した。

血液検査をしたところ、鉄不足、ビタミンB群の重度の不足、たんぱく質代謝の低下に加え、血糖値の乱高下が判明。血糖の調節障害（低血糖症）を疑い、糖質制限（第5章で述べる）＋高たんぱくの食事指導と、必要な栄養素のサプリメントでの補充を開始した。その結果、多くの症状が改善し、心療内科からの薬は抗不安薬の頓服だけまで減薬することができるようになった。

しかし、突然訪れる倦怠感と、頭にもやがかかったような感覚は継続していた。そこで

ＩｇＧアレルギー検査をおこなってみると、多くの食材に陽性反応が見られた。Ｃさんの不調の陰には、ＩｇＧアレルギーが潜んでいたのだ。

小麦、乳製品、酵母などに陽性反応を認めたため、これまでの栄養指導に加え、グルテンフリー、カゼインフリーの食事法にも取り組んでもらったところ、体調が劇的によくなった。

とくに小麦グルテンを除去したときの変化は大きく、頭のなかがスッキリする感覚が得られるようになったという。Ｃさんは、ＩｇＧアレルギーの改善で体調がよくなった、典型的なケースといえる。

ところが世界的にＩｇＧアレルギーの概念はなかなか理解されがたいようだ。

２０１５年、日本小児アレルギー学会はＩｇＧ抗体検査を食物アレルギーの原因食品の診断法として推奨しないことを発表し、日本アレルギー学会もそれを支持した。

米国や欧州のアレルギー学会でも同様に、食物アレルギーにおけるＩｇＧ抗体の診断的有用性を公式に否定しているのだ。

理由は、

①ＩｇＧ抗体は食物アレルギーのない健常な人にも存在する抗体であること
②ＩｇＧ抗体の検査結果を根拠として原因食品を診断し、陽性の場合に食物除去を指導すると、原因でない食品まで除去することになり、それが多品目に及ぶ場合は健康被害を招く恐れがあること
③血清中のＩｇＧ抗体のレベルは、単に食物の摂取量に比例しているだけである
④食物アレルギーの確定診断としての負荷試験の結果と一致しない
ということであった。

とくに小児の場合、食品除去の数が多くなれば、健全な成長にも影響するということなのだろう。

実際、ＩｇＧアレルギーが一般に知られるようになると、子どものアレルギーを心配するお母さんが検査をする機会が増えた。そこで、医師に反応が出た食品をすべて除去するように指示されると、親としては当然まじめに実施する。結果、食べられる食品の種類が減り、栄養失調につながってしまったというケースも見られた。

私としては、食材に対するＩｇＧ抗体を調べる検査の意味が、医師にも親にも理解されていないことが混乱の原因だと思っている。

即時型アレルギーで症状を伴っているＩｇＥアレルギーなら、その食品を除去しなければいけないのは明白であるし、お母さんもやりやすいだろう。

しかし、ＩｇＧアレルギーはあくまでも「腸の粘膜が弱い」というサインなのである。必ずしもその食品自体が直接悪さをしているわけではないので、該当した食品を除去すれば解決、というわけではない。まずは腸内環境をよくすることが先決で、そのために除去したほうがいいものは除去し、与えてもいいものは量を考えながら与える、頻度を考えながら与えるなど、判断は家庭にあるのではないだろうか。

つまり、ＩｇＧ抗体検査で出た結果を、家庭でうまく応用して食生活を改善していけば、栄養失調などにはならずにすむのだ。

もちろん、医師側にも責任があるだろう。ＩｇＧアレルギーで陽性反応が出た食品を、すべて除去するように指導してしまっていたとしたら、成長期の子どもには酷である。

もう一度いおう。ＩｇＧアレルギーはその食品を抜いただけでは解決しない。腸の粘膜を丈夫にするアプローチが必要なのだ。

即時型アレルギーであるＩｇＥアレルギーはその食品を「抜くのが治療」。遅発型アレルギーであるＩｇＧアレルギーは、その食品を「連日食べない」ことが治療なのだ。

ただしIgGアレルギーでも、避けるべき食品がある。

それが小麦（グルテン）と乳製品（カゼイン）なのだ。この2つは、腸の粘膜を荒らしてしまうのである。グルテンとカゼインを摂取していると、腸粘膜が弱くなり、IgGアレルギーも治りにくくなってしまうのだ。

次章では、グルテン・カゼインの問題点について説明していこう。

第2章

「小麦」が体と脳に悪い理由

病気にならない人はやめている

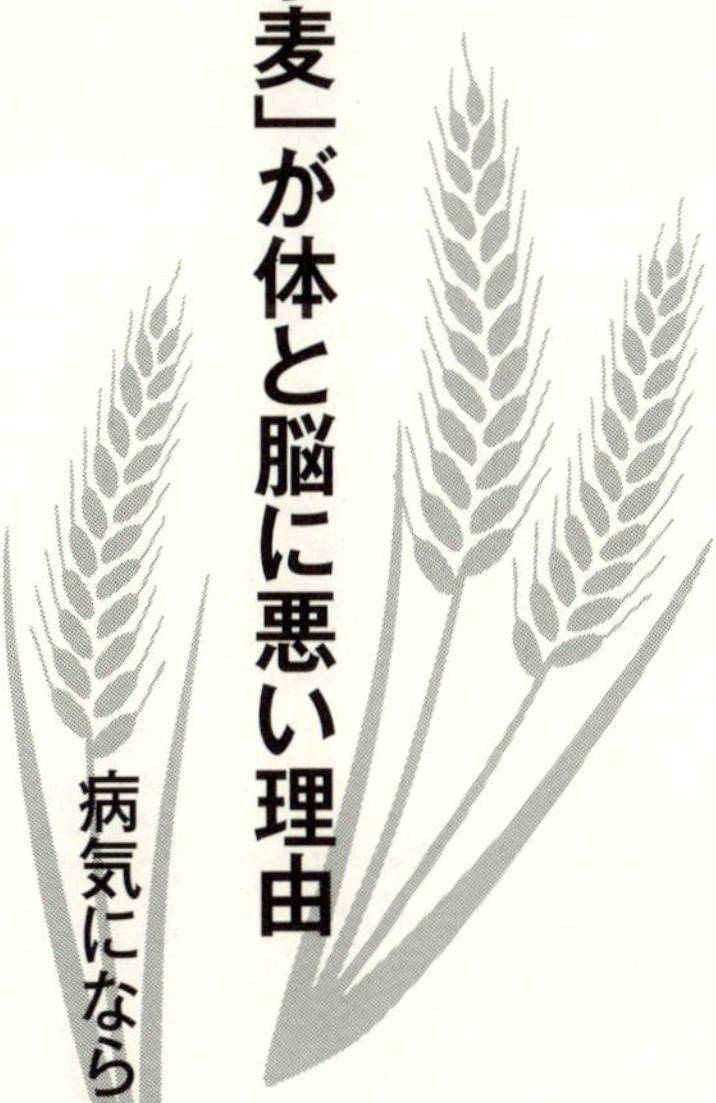

◎いつも食べている「小麦」がなぜ悪いのか?

小麦に含まれているたんぱく質、グルテンのアレルギー患者は年々増え続けている。

グルテンが体にさまざまな悪さをすることが明らかになってきたことはすでに述べた通りだ。

ここでもう一度グルテンについて説明しておこう。

グルテンは食品をモチモチ、ふわふわさせる作用があり、グリアジン、グルテニンに水を加えることで形成される。

ふわふわのおいしいパン、モチモチしたうどんやパスタ……私も決して嫌いではないのだが、これらはすべてグルテンの作用なのである。

ちなみにヘルシー食材として推奨されることの多い全粒粉でもグルテンは形成されるので、全粒粉パンやパスタならOK、ということはない。

小麦に含まれるたんぱく質のうち、80〜85%がグリアジンおよびグルテニンで、この2つはほぼ同量含まれている。

小麦粉にも種類があるが、グルテンの含有量が多いものから順に、強力粉、中力粉、薄力粉となっている。英語でも同様に strong flour、medium-strength flour、weak flour と

呼ばれている。それぞれのグリアジンおよびグルテニン含有率は、

薄力粉……約５・４～７・４％

中力粉……約６・２～８・７％

強力粉……約９・５～10・７％

デュラム粉（パスタなどによく使われる）……約10・７％

焼いたときによくふくらむ強力粉はパンやピザなどに、きめ細かくさっくり仕上がる薄力粉はクッキーやケーキ生地、天ぷらの衣などに向いている。

最近の小麦は、品種改良によりとくにグルテンの含有量が増えているといわれている。

しかも小麦食品はパン、ドーナツ、パンケーキ、パスタ、ラーメン、うどん、シリアルからギョウザの皮やカレーまで、私たちが頻繁に食するもの、しかも好きな人にはたまらないものばかりだ。つまり、それだけ摂取量も増えているということなのだ。

連日、頻繁に食べればそれだけアレルギーが発症しやすいのは、もう説明する必要もないだろう。

グルテンは腸の粘膜を荒らす。それによってアレルギーはもちろん、頭痛、腹痛、便秘、

下痢、肌荒れから、精神疾患にまで影響している可能性があるのだ。

しかも、その症状はグルテンをとったからといってすぐ出るものではなく、症状も多岐にわたるため、自分ではわかりにくいやっかいなものだ。

今感じているあなたの不調も、原因は小麦にある可能性は非常に高いのだ。

では、グルテンの何が問題なのか？　以下説明していこう。

①腸の炎症を引き起こすグルテン

なぜグルテンが腸の粘膜を荒らすのか。

それは、グルテンのアミノ酸の配列に関係している。

グルテンをつくるのは、先述したグリアジンやグルテニン以外にもセカリン、ホルデインなどがある。これらはすべてペプチドの一種だ。

通常、たんぱく質はペプチドという鎖のようにつながった分子に分解され、消化酵素によって消化され、アミノ酸となって小腸で吸収される。ところがグリアジンやグルテニン、セカリン、ホルデインといったペプチドは抵抗性が強く、分解されにくい構造をしているため、消化されないまま小腸に到達し、その場に残ってしまう。

健康な腸であれば、腸の粘膜が丈夫だから、これらのペプチドが有害になることはない。ただ、もともと腸の粘膜が弱かったり、腸内環境が悪かったりした場合、これらのペプチドが腸の粘膜に入り込んで炎症を引き起こし、悪さをするのだ。

小腸の粘膜上皮には、絨毯の毛のようになっていて、そのため表面積がとても大きくなっていることは先述した。ところが腸に炎症が起きると、細かい毛のような部分が扁平《へんぺい》になってしまう。扁平になれば、表面積が減ってしまうのは想像できるだろう。

そうなれば、栄養を吸収すべき面積も減ることになり、起こってくるのは栄養障害だ。

また、第1章で少しふれたが、腸が炎症を起こし、腸の粘膜の目が粗くなってしまうことで起こるのが、リーキーガット症候群だ。

繰り返しになるが、リーキーガット症候群は、腸管壁の細胞の間に穴が開いたようになっている状態だ。リーキーガット症候群とは、あくまでもその「現象」を指すのであって、病気ではない。ところがその腸の透過性を増してしまう現象がいろいろな体調不良を引き起こす。

リーキーガットになれば食物が大きな分子のまま吸収されることになり、食物アレルギーの原因になるだけでなく、腸が担う解毒作用にも弊害が起こり、結果として化学物質などの有害物質が体内に侵入しやすくなり、これらの「過敏症」が発症しやすくなるのだ。

リーキーガット症候群かどうかを調べる検査は、6時間の蓄尿、8時間の完全絶食の必要があるなど、手間も費用もかかるため、実際おこなっている人は少ないだろう。ただ、遅発型のIgGアレルギーの抗体が多く出ている人は、リーキーガット症候群の可能性が高いことは、そろそろ医師の間でコンセンサスがとれてもいいのではないかと思う。

ちなみに体臭で悩んでいる人のなかに、リーキーガットが原因のことがある。原因は明らかになってはいないのだが、おそらく、食べ物が大きな分子のまま吸収されるため、それが臭いの原因になっているのでは、という説もある。腸の状態が体臭にまで影響を与えている可能性があるのだ。


腸の炎症の影響はそれだけではない。腸が炎症を起こし、腸内環境も悪くなると免疫機能も低下し、感染の機会も増えてしまう。

また、腸が炎症を起こし、免疫機能が低下すると起こってくるのがカンジダの問題だ。腸の粘膜にカンジダがつきやすくなるのだ。

カンジダはカビの一種であり常在菌でもあるから、体内に存在する可能性はもちろんある。女性には、「カンジダ膣炎」としてよく知られているかもしれない。こちらも抗生物質を飲んだり、風邪をひいて免疫力が落ちたときに発生しやすいのだが、腸の粘膜にくっつくカンジダも、腸内環境が悪化し、免疫力が落ちてくると一気に増殖することがある。

このカンジダが腸粘膜をさらに荒らしてしまうのだ。腸内がカンジダに感染しているかどうかは検査をすればわかるが、保険診療外の検査になってしまう。

自身でカンジダ感染をしているかどうかを判断する目安としては、便秘や下痢、または便秘と下痢を繰り返すといった症状のほか、おなかの膨満感、便やガスが臭いといったことが挙げられる。

また抗生剤を飲んでおなかの調子が悪くなったケースでもカンジダが棲みついている可能性が高い。抗生剤によってカンジダ以外の細菌が少なくなったことでカンジダが勢力を増すからだ。さらに、女性ならカンジダ膣炎になったことがある人は腸にもカンジダがいる可能性が高いだろう。

食生活を振り返ってみるのもひとつのポイントだ。

カンジダの大好物が糖質なのだ。精製された砂糖や、果物に含まれる果糖などもカンジダのエサとなる。もちろん小麦製品も糖質が高いので、カンジダのエサとなる。リーキーガットとカンジダも無関係ではない。カンジダに感染していればリーキーガットになりやすくなるのだ。カンジダは腸の深いところに潜んでいるため、それも一因だろう。

今までリーキーガットにカンジダがかかわっていることはよくいわれてきたが、本書で強調したいのは、グルテンも腸に炎症を起こし、リーキーガットにかかわってくるということなのだ。そう、小麦を食べると腸が炎症を起こしやすくなり、その小麦はカンジダが大好物というわけだから、すべてはつながっているというわけだ。

最近では、過敏性腸症候群（ＩＢＳ）やクローン病、潰瘍性大腸炎とグルテンとの関連性にも注目が集まっている。

小麦でアレルギーの全身症状が出てしまうのがセリアック病だが、明らかな小麦のアレルギーが出ない（グルテンのアレルギーの血清反応が出ない）人たちは、「非セリアック病グルテン感受性（ＮＣＧＳ）」と呼ばれている。とくに過敏性腸症候群の人たちにこのＮＣＧＳのある人が多く含まれているのではないかといわれている。

過敏性腸症候群は、日本でも多くの患者さんがいるが、原因不明の下痢と腹痛を繰り返している。これは明らかに腸が何かに反応しているのではないかという認識が広まりつつあるのだ。

また、近年増加している潰瘍性大腸炎も、セリアック抗体検査では陰性だった人が、グルテンフリーの食生活で改善した例もあり、ＮＣＧＳがかかわっているのではないかといわれている。

②脳内で麻薬様物質に変化する

今までも話してきたように、私のクリニックには、発達障害と診断されたお子さんも診療にくる。

そこで自閉症と診断されたお子さんにＩｇＧ抗体の検査をすると、その多くが小麦に対する抗体を持っているのだ。

今や自閉症への食事指導としてグルテンフリー・カゼインフリー（＝ＧＦＣＦ。乳製品に含まれるカゼインフリーについては第３章で述べる）は基本中の基本としておこなわれている。

序章で紹介したＡ君も例外ではなく、小麦に対するＩｇＧ抗体の値が高かった。そこで厳密なグルテンフリー・カゼインフリーをおこなったところ、抗体値は明らかに下がったのである。

もちろん一生グルテン・カゼインを含む食品を食べられないということはなく、値がよくなれば、アレルギー反応は起こりにくくなる。多少食べても、グルテンに過敏に反応することが少なくなっていくのだ。こうして、ある程度食べてもいい状態にしていくのがベストだ。

最近では自閉症のお子さんを持つ親御さんでグルテンフリーやカゼインフリーの認識を持つ人は増えてはきているが、まだ一般的ではないようだ。いまだに自閉症＝療育・環境整備という考え方がメインなので、なかなか食生活までは思い至らない。

自閉症の臨床現場で、もう少し食生活に関心を持つドクターが増えていけば、自閉症のお子さんに劇的な改善が得られるのではないだろうか。

私の印象では、発達障害系のお子さんは、例外なく腸の状態が悪い。

自閉症は遺伝的素因もあるとはいわれているが、いまだそのような遺伝子は見つかっていない。ここからは私の推察なのだが、もしかすると、腸の粘膜の弱さ、腸内細菌のバランスの悪さが根本的な原因で、自閉症を発症している可能性もあるのではないだろうか。

私がおこなっている「分子整合栄養療法（オーソモレキュラー療法）」は、もともと精神疾患の治療法として確立されたものだ。

その創始者の１人であるカナダのエイブラハム・ホッファー博士も、かなり自閉症の患者さんを診ていたが、発達障害には「一に腸、二に腸」と、自閉症やアスペルガーには腸が関係していると考えていた。

さらに、１９５０年にオランダの小児科医であるＷ・Ｋ・ディッケは、小麦が利用できなくなった第二次世界大戦中にセリアック病の子どもの症状が改善したということを記載している。また、統合失調症の入院患者が激減していることもわかっている。ストレスの度合いが高いはずの戦争中にもかかわらず、だ。

最近では一部の精神科の先生の間で、統合失調症の患者さんにもグルテンフリーの食事指導もおこなわれるようになってきた。

なお、グルテンの感受性が高い場合、子どもでは、腸管以外の症状を訴えることは少ない。多くは腹痛、慢性の下痢など典型的な消化器症状を訴えることが多い。ところが大人では、腸管以外の症状を訴えることが多くなり、その代表的な症状が疲労感である。

健康診断などで何の問題もないといわれている方でも、おなかが弱い、下痢や便秘が見られる、または疲れやすいという症状があれば、一度グルテンフリーを実践してみることをおすすめする。小麦アレルギーではなくても、潜在的にグルテンの感受性が高い人は多いだろう。

それで症状が改善すれば、グルテンの感受性が高いということであり、今後の食生活を考えていくうえで参考になると思う。

ところで、グルテンやカゼインで怖いのは、麻薬のような中毒性があることだ。

グルテンフリー、カゼインフリーの話をしても、

「パンやパスタがどうしてもやめられない」

「牛乳とチーズは毎日食べているから、やめるのは難しい」

という人が少なからずいる。それは、あなたの意志が弱いからではない。グルテンとカゼインのアミノ酸の配列のせいなのだ。

カゼインとグルテン由来のグリアジンのアミノ酸の配列をそれぞれ見てみると、「トリプトファン」「フェニルアラニン」などの間に、「プロリン」というアミノ酸が並んでいる。

実はその配列が、モルヒネにそっくりなのだ。

たんぱく質は、一つひとつのアミノ酸がくっついてペプチドになり、それが数珠《じゅず》のようにつながってたんぱく質になるという構造をしている。

私たち人間の体は、アミノ酸の配列で物質を認識している。

小麦と乳製品のアミノ酸の配列は、モルヒネに似ているため、「同じものが来たな」と認識してしまう。しかもその成分は、脳の関所といわれている血液脳関門を通過してしまい、レセプター（受容体）にくっついてしまうのだ。

モルヒネと似た構造のものが血液脳関門を越え、神経細胞のシナプスのオピオイドレセプター（モルヒネ様物質の受容体）でキャッチされると、中毒症状を引き起こす。たとえば、ハイになってしまったりイライラしたり、幻覚や妄想まで起こしてしまう。

それだけではない。神経伝達物質の発現を阻害してしまうのだ。シナプスから出てくる正常な神経伝達物質を阻害するため、心の安定に欠かせないセロトニンやＧＡＢＡが出づらくなったり、あるいは神経を興奮させるノルアドレナリンを過剰に分泌させてしまう。

すると、記憶があいまいになる、情緒が不安定になる、うつになる、興奮しやすくなるといった症状を引き起こす。

このようなことがなぜ実証されたのか。

その背景には、ナルトレキソンやナロキソンといった麻薬拮抗薬《きっこう》がある。麻薬拮抗薬は、麻薬中毒の患者に飲ませると麻薬作用を減弱する作用がある。これを小麦依存者に飲ませたところ、麻薬中毒の患者同様、症状が軽減したのだ。

ちなみに、ハイになると、食欲が増進される。

食べれば食べるほど、「もっとほしい、もっと食べたい」という一種の中毒症状が出てしまうのだ。

朝、パンを食べたら昼はパスタが食べたくなり、おやつにはケーキやクッキーを食べたくなり、夜には衣たっぷりの揚げものを食べたくなる……といった状態になるのだ。

もちろん、カゼインを含む乳製品も同じで、頻繁に牛乳を飲んでいると、「毎日飲みたい」「チーズやヨーグルトを毎日食べずにはいられない」という人が出てくるというわけである。

あとで述べるが、給食で週5日、牛乳を飲み続けている子どもたちのなかにも、無意識のうちに牛乳の中毒症状を起こすお子さんがいる可能性がある。

ドーナツ、パンケーキなど、小麦系の甘いものを食べると幸福感を感じる人もいる。

●グルテン・カゼインは脳の神経伝達に影響する

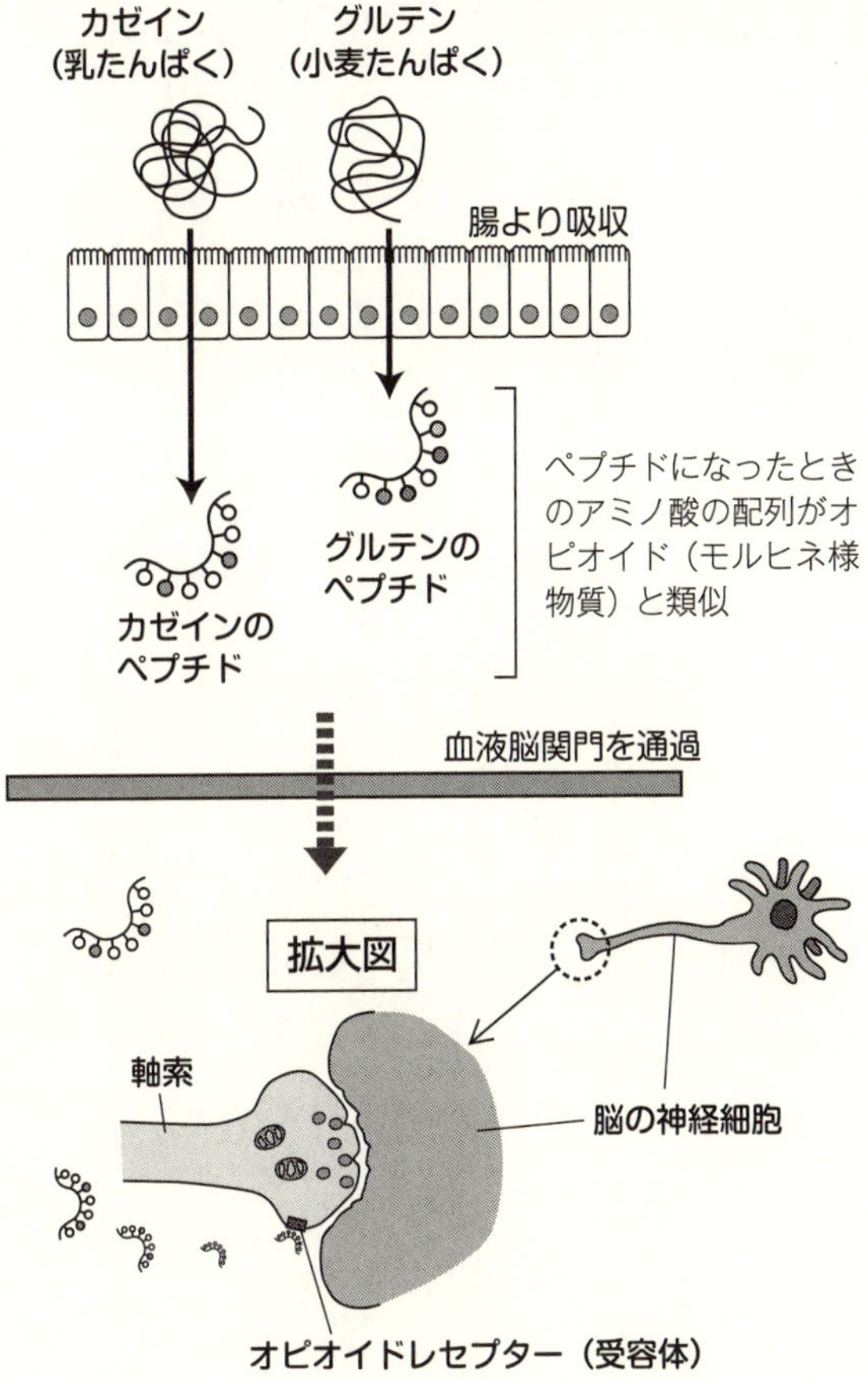

グルテン·カゼインのアミノ酸配列がオピオイド（モルヒネ様物質）と似ているため、同じものと認識してしまい、脳の神経細胞の受容体に結合してしまうと、神経伝達物質の分泌を阻害し、記憶障害や情緒不安定、中毒性を引き起こす。

毎日の3時のおやつが「ふわふわした甘いもの」だという人は、驚くほどたくさんいることだろう。

あなたがそういったタイプだとしたら、脳が麻薬様物質にやられている可能性が高いということなのだ。

③老化や疲労感にも関係する

老化を引き起こす原因に活性酸素がある。

活性酸素がなんとなく体に悪いものだということは知っている人も多いだろう。

活性酸素はひと言でいえば体のなかに起こる〝サビ〟のことである。酸素は人間にとって必要なものだが、ひとたび活性酸素に変わったとたん、体内の細胞を酸化（サビ）させ、細胞の正常な機能を失わせる。その結果、老化やさまざまな病気を引き起こす。シミやシワはもちろん、動脈硬化や糖尿病、がんの引き金になることさえある。

私たちは生きているだけで活性酸素を発生させている。

ストレスや喫煙、過度なアルコールや激しい運動、紫外線、食品添加物の摂取などは、活性酸素を発生させる原因となる。さらにグルテンは持続的に腸の粘膜で炎症を起こし、活性酸素を体内に送り込み続ける原因になる。

また、体内では活性酸素を除去してくれる物質も同時に働いている。そのひとつがグルタチオンというペプチドだ。

グルタチオンの材料のひとつに、システインというアミノ酸がある。実はカゼインやグルテンの代謝産物は、システインのとり込みを阻害することがわかっているのだ。

何がいいたいかというと、小麦のグルテンで活性酸素が大量につくられ、乳製品のカゼインで、その活性酸素の除去が阻害されてしまうのだ。結果、非常に疲れやすくなったり、老化が進みやすくなってしまうというわけだ。

グルテンやカゼインに影響する人の小腸の粘膜は荒れていると述べた。粘膜の荒れ＝炎症なのだが、グルタチオンが欠乏すると、この炎症もなかなか治まることがない。小麦や乳製品を食べ続けていると、なかなか腸内環境が改善しないのは、このような背景があるからなのだ。

④肥満、メタボもグルテンが原因

本書の冒頭で、「グルテンフリー」にダイエット効果があることを述べた。

「グルテンフリー・ダイエット」として美容の面でも注目されていて、アメリカでは今、ファットフリー（無脂肪）ダイエット、ローカーボ（糖質制限）ダイエットを抜いて、グルテンフリー・ダイエットを実践している人が増えている。

実際、グルテンをとらないだけで、カロリーを気にせず、脂肪も気にせず、食べてもやせている人がたくさんいるのである。

ではなぜグルテンフリーをするとダイエットになるのか。

グルテンやカゼインをとると小腸の粘膜が荒れ、リーキーガット症候群を引き起こすことはすでに説明した。

リーキーガットになると、細胞の隙間から毒素や細菌が入りやすくなる。食材由来のたんぱく質が入れば、ＩｇＧタイプの食物アレルギーが起こりやすくなる。

細胞の隙間から入ってくるのはそれだけではない。

炎症をもたらす原因となる物質も次から次へと粘膜を通って血液中に入ってくるため、肝臓でも炎症が起こってくる。

私たちが食事をして血糖値が上がると、膵臓《すいぞう》からインスリンという血糖値を下げるホルモンが分泌される。

血糖が余ると、グリコーゲンや中性脂肪として肝臓に蓄えられる。ところが肝臓が炎症を起こしてやられてしまうと、インスリンの効き具合（インスリン抵抗性という）が下がって、血糖値が上がりやすくなってしまい、インスリンが大量に分泌されるようになる。すると中性脂肪をどんどんため込んで、細胞が肥大化していく。

また、筋肉でも同様のことが起こって、血糖が上がりやすくなり、肥満やメタボリック症候群につながるのだ。

それだけではない。小腸の粘膜が荒れ、網の目が粗くなると、ＧＬＰ‐１（glucagon-like peptide-1）という物質の分泌が低下する。

ＧＬＰ‐１とは、腸などの消化管に入った炭水化物（糖質）を認識することで消化管粘膜の上皮から分泌され、血糖値を下げるべくインスリンの分泌を促進する。

つまり、腸の粘膜自体が「炭水化物が入ってきたぞ」と認識してＧＬＰ‐１を出し、上昇した血糖値を速やかに低下させてくれるという、腸と膵臓のダイレクトなやりとりなのだ。だから腸の粘膜が炎症を起こすことでＧＬＰ‐１の分泌が低下すると、血糖値の上昇に直接つながってしまい、肥満につながりやすくなる。

このあと、健康な腸の場合、インスリンが分泌され続ければ今度は低血糖になってしまうから、分解酵素のＤＰＰ‐４が分泌される。すると、ＧＬＰ‐１は速やかに不活化し、過剰にインスリンが分泌されないようになっている。実によくできた仕組みなのだ。

ちなみに糖尿病の治療薬としてこのＤＰＰ‐４の阻害剤がたくさん使われるようになってきている。ＤＰＰ‐４の働きを阻害してインスリンを一気に分泌することにより、血糖を下げる目的だ。だから糖尿の治療がうまくいくという流れなのだが、本来人間には分泌されたＧＬＰ‐１をすぐに抑える作用があるのである。だからむやみに阻害するのはいかがなものかという意見もある。

話をグルテンと肥満の関係に戻そう。

さらにもうひとつ、ＰＹＹ（Peptide YY）という食欲抑制ホルモンがある。

ＰＹＹは小腸に多く分布していて、食物が入ってきたと認識すると、食欲を抑えるように働く物質だ。ところが腸の粘膜が炎症を起こしていると、ＰＹＹが分泌されにくくなるので、食欲を抑えられなくなってしまうのだ。食べても満足感を得られず、食べすぎにつながっていく。

●腸の状態が悪いと全身の炎症を引き起こす

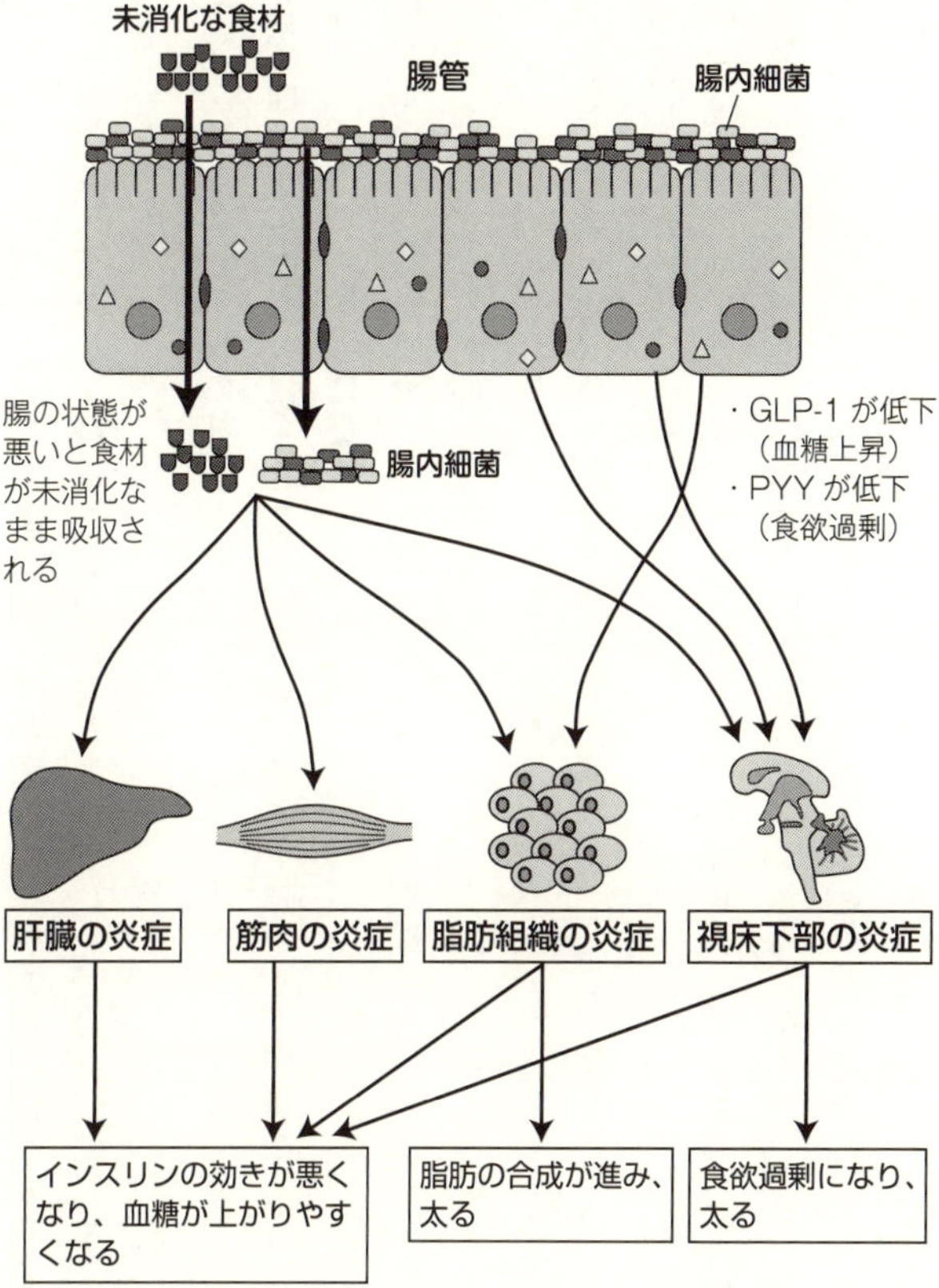
未消化な食材
腸管
腸内細菌
腸の状態が悪いと食材が未消化なまま吸収される
腸内細菌
・GLP-1 が低下（血糖上昇）
・PYY が低下（食欲過剰）
肝臓の炎症
筋肉の炎症
脂肪組織の炎症
視床下部の炎症
インスリンの効きが悪くなり、血糖が上がりやすくなる
脂肪の合成が進み、太る
食欲過剰になり、太る

腸の状態が悪い「リーキーガット症候群」になると、腸管の細胞の隙間から毒素や細菌が入りやすくなる。また、食材も未消化なまま吸収されてしまい、それが全身の不調につながる。

これに加えて、すでに説明したように、グルテンには麻薬様の作用がある。食べれば食べるほどもっとほしくなるから、気がついたときにはたくさん食べてしまうことになるのだ。

グルテンフリーをして腸の粘膜が安定し、ＧＬＰ‐１とＰＹＹが正常に分泌されるようになると、血糖値も上がりにくくなり、食欲のコントロールができるようになる。その結果、自然にやせやすい体質になるのだ。

だからグルテンフリーはカロリー制限をしなくても健康的にダイエットができるのだ。

なお、どうしても食欲が抑えられないという人は、有酸素運動をすると血中のＰＹＹの量が増えることが報告されている。だから「もっと食べたい」と思ったら歩けばいい。食後にすぐ歩くことで、食欲がスーッと消えていく。「なんであんなに食べたかったのかな」ということになるだろう。

余談になるが、２０２０年東京オリンピックが開催される。その頃までには、日本にもグルテンフリーの店が増えるのではないだろうか。欧米から多くの見物客が訪れることを想定すると、グルテンフリーに対応しておかないと、時代遅れになってしまうかもしれない。食文化のグローバル化は、こういった意味でも進めておかなければならないだろう。

⑤全身の細胞にも悪影響を与える

先にグルテンのアミノ酸の配列は、モルヒネに似ていると述べたが、それ以外にも問題がある。

アミノ酸は一つひとつが数珠のようにつながり、鎖状になっている。アミノ酸が２個以上つながったものをペプチドというのは、すでに説明した。グルテンの配列を見ると、その立体構造のなかには「細胞に対して毒性を発揮する場所」や、「免疫機能に変化を与える場所」がある。

血液中のリンパ球には免疫機能がある。自身が出す免疫グロブリンを使って異物に対して攻撃をするのだ。

このリンパ球の約70％を占めるのがＴ細胞なのだが、Ｔ細胞は、免疫の実行部隊に指令を出すとても重要な細胞だ。

ところがグルテンのアミノ酸配列のなかには、このＴ細胞の発現を乱してしまう場所があるのだ。

Ｔ細胞の発現が乱れれば、免疫機能のバランスが崩れていく。そうなれば、免疫が過剰に反応して、アレルギーが引き起こされる可能性が高くなる。

さらには、グルテンのアミノ酸配列のなかには、「腸管の透過性を高める場所」もある。腸管の透過性はつまり、粘膜を荒らしてしまう、「リーキーガット」を起こすことを意味している。

ひと言でいえば、グルテンのアミノ酸配列は、非常によくない並び方をしているということなのである。

しかもその鎖状の立体構造は、非常に分解されにくい構造をしているというから、たちが悪い。

先に、明らかな小麦のアレルギーが出ない（グルテンのアレルギーの血清反応が出ない）人たちを、「非セリアック病グルテン感受性（NCGS）」と呼ばれていると述べた。

以前からいわれているNCGSの症状は、いわゆる「過敏性腸症候群」とかなり重複したものだった。

具体的には腹痛、腹部の膨満感、排便習慣の異常（下痢や便秘）など、腸にかかわるものだけだったのだ。

ところが2015年の最新の報告で、以下の症状が追加された。

頭痛、倦怠《けんたい》感、関節・筋肉痛、脚や腕のしびれ、皮膚症状（湿疹、発疹、紅斑など）、抑うつ、注意力の低下、貧血、スッキリしないような曇った心（foggy mind）など、その症状は腸にとどまらず、全身に及んでいるのだ。

むしろ今は、腸以外のこのような症状に注目が集まっている。

グルテンを摂取して抑うつ症状が出たり、ぼんやりしてしまったり、頭痛や湿疹が出ることなど、今まで考えたことがあっただろうか。

今、あなたが悩んでいる肌荒れや感情の変化、肩こりや頭痛、関節痛も、もしかしたらグルテンのとりすぎが原因かもしれないのだ。

◎「グルテン」だけじゃない！　まだある小麦の問題点

今まで、まるで小麦に含まれる「グルテン」だけが諸悪の根源であるかのように悪者呼ばわりしてきたが、実は、小麦の問題点はグルテンだけにあるのではない。ほかにも悪さをしているものがいるのだ。

その代表が、小麦に含まれるアミラーゼトリプシン阻害物質（ＡＴＩｓ）とフルクタンである。

まずＡＴＩｓから説明しよう。

ＡＴＩｓとは、アミラーゼ阻害物質と、トリプシン阻害物質の総称である。

アミラーゼは、唾液腺や膵臓から分泌される消化酵素のひとつである。おもな働きは、炭水化物（糖質）のなかに含まれているでんぷん質を分解するというもの。

このアミラーゼを阻害する物質が、小麦に多く含まれている。

アミラーゼの活性が阻害されると、でんぷんの分解が妨げられ、糖質の吸収が阻害される。つまり栄養の吸収阻害が起こるのだ。

ただ、この糖質の吸収を阻害する働きを利用して、糖尿病の患者さんにはいい物質といわれている一面もある。

またトリプシンは膵液に含まれる消化酵素のひとつで、強力にたんぱく質を分解する。このトリプシンを阻害する物質も、小麦に多く含まれているから、体の土台をつくる大切なたんぱく質の吸収も阻害してしまうのだ。

しかも、最近の小麦は、昔の小麦に比べて、ＡＴＩｓが多く含まれているという。

現在の小麦と比べて昔の小麦のグルテンは、異種たんぱくの特徴が弱く、毒性も少なく、悪さをしなかった。

ところが最近の小麦は、大量生産をするために品種改良されている。

ＡＴＩｓを多く含むことのメリットは、害虫に強くなるということだ。遺伝子組み換えで増えている物質の代表が、ＡＴＩｓといえるだろう。

ＡＴＩｓは腸内で分解されにくく、腸粘膜からのサイトカイン（免疫システムの細胞から分泌されるたんぱく質）放出を刺激する。ＡＴＩｓの存在のもとで消化分解されたグルテン由来のグリアジンは、炎症誘発作用が強いタイプ、すなわち悪さをするタイプに変わってしまい、腸粘膜は炎症を受けやすくなるのだ。

そしてもうひとつ、フルクタンについてだ。

フルクタンはフルクトースという果糖の重合体で、水溶性の食物繊維のことである。

フルクタンは過敏性腸症候群症状、すなわち下痢や腹痛を引き起こす原因になることが知られている。

どんな悪者なのかと思われるかもしれないが、ラッキョウやゴボウ、菊イモにも多く含まれていて、とくにラッキョウに含まれているフルクタンはいろいろなサプリメントに使われることもある。本来はそれほど悪さをしない物質なのだ。

基本的には食物繊維なので、善玉菌であるビフィズス菌を増やす。いったいどこが悪いのだ？　という声が聞こえてきそうだが、フルクタンは、ビフィズス菌を増やす一方で、クレブシエラ菌や大腸菌といった菌を増やしてしまうのだ。

とくにクレブシエラ菌は、口腔や腸管の常在菌ではあるが、ときに呼吸器感染症や尿路感染症を引き起こす、やっかいな菌だ。

フルクタンをはじめ、過敏性腸症候群などの治療で今注目されているのが、ＦＯＤＭＡＰｓ（フォドマップ）という食事方法の概念である。

聞き慣れない言葉かもしれないが、ＦＯＤＭＡＰｓとは、発酵性オリゴ糖、単糖類、二糖類、ポリオールのことを指す。これらはすべて、発酵性で低吸収性の短鎖炭水化物だ。

どんなものに含まれているかというと、フルクタン、ガラクトース、フルクトース、ポリオールといった物質や、具体的な食材でいえばハチミツ、スイカ、チェリー、マンゴー、洋ナシ、チコリ、フェンネル、ビート根、ネギなどに多いといわれている。

ＦＯＤＭＡＰｓを摂取することで、下痢や便秘、膨満感などの消化器症状を起こすといわれている。だから、過敏性腸症候群の食事療法として、ＦＯＤＭＡＰ食事法が注目されているのだ。

ＦＯＤＭＡＰ食事法とは、ＦＯＤＭＡＰｓの摂取をなるべく少なくする食事法であり、これらの摂取を減らすことで、胃腸症状が軽減するというのだ。

話はここで終わりではない。

ＦＯＤＭＡＰ食事法で胃腸症状が軽減した患者がグルテン、カゼインを含むものを食べると、症状が悪化することがわかっている。つまり、ＦＯＤＭＡＰｓを摂取することで起こる症状と、グルテン、カゼインを摂取することで起こる症状は非常に似ているということなのだ。

となると、今まで「小麦が悪いのはグルテンに原因がある」とされ、グルテン耐性に注目されてきたが、ここで説明してきたような小麦全体に含まれているアミラーゼトリプシン阻害物質やフルクタンを含めた小麦全体にかかわる物質が悪者なのではないかというところに概念がシフトしつつあるのだ。

そう考えると、今後、「グルテン関連疾患」というより、「小麦関連疾患」という名称に変わっていく可能性は高いのではないだろうか。

◎小麦がダメなら、何を食べればいいのか？

ここまで読んできて、あれもダメ、これもダメ……いったい何を食べればいいのか？と思った人も少なくないだろう。

でも悲観することはない。グルテンフリーといっても、意外に食べられるものは多いし、食べるものには困らない。とくに日本人は、欧米人ほどやりにくくはないはずなのだ。

食べていいものと悪いものをhttps://www.glutenfree.com/というサイトを参考に具体的に一部紹介しよう。

・食べてはいけないもの

大麦、小麦、オーツ麦、ライ麦、グラハム、ふすま、パン、パスタ、うどん、ラーメン、トルティーヤ、パン粉、しょうゆ、ビール、クスクス、ブイヨン　など

・食べていいもの

豆類、卵、トウモロコシ、果物、肉、魚、ナッツ、バター、チーズ、牛乳、ヨーグルト、油、野菜、種実類、スパイス類、タピオカ、イモ類、お米　など

海外のサイトだから、日本人になじみのないものは省いたが、グルテンフリーの食事をするなら参考になるはずだ。

ただし、このなかで私の意見と違うものがあるので強調しておきたい。

一般的なグルテンフリーではよしとされている牛乳、ヨーグルト、チーズなどの乳製品は、これまでも述べてきたように「カゼイン」を含むため、合わせて食べないことをおすすめする。

グルテンフリーとカゼインフリーを同時におこなうことこそが大切なのである。また後述するが、お米もとりすぎると血糖値を上げてしまうため、食べすぎは避けるべきである。

第3章

「毎日食べているもの」が危ない！

「乳製品」というもうひとつの問題

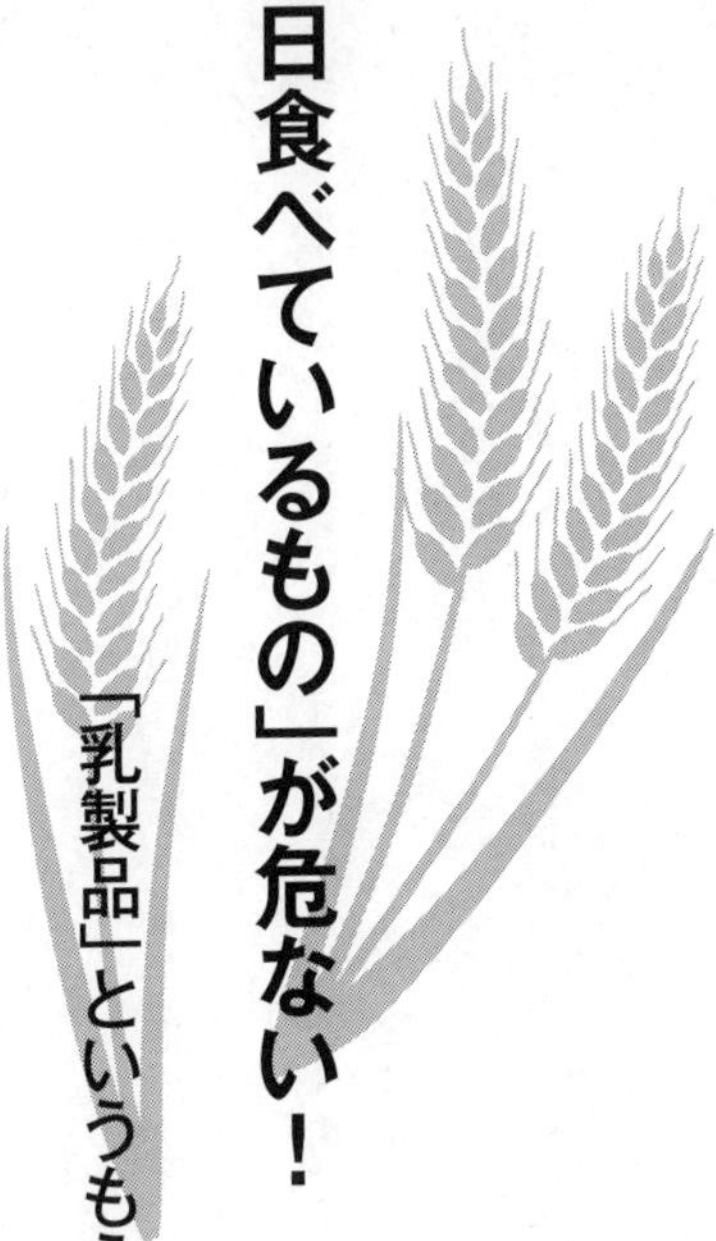

◎「いつも冷蔵庫に入っているもの」に要注意

あなたの家の冷蔵庫を開けてみよう。必ず入っているものはなんだろうか。

ここでいくつか食材名が挙げられたら、それが自分でも気がついていないアレルギーである可能性は高い。

ここでいうアレルギーとは、第1章で話したＩｇＧアレルギーのことである。

ＩｇＧアレルギーは先述した通り、すぐに反応が出るものではない遅発型のアレルギー。だから自覚症状がないことがほとんどなのだ。

ＩｇＧアレルギーかどうかを見極めるひとつのポイントは、「よく食べるもの」だ。つまり、量より頻度、頻繁に食べるもの、大好物なものが抗原になりやすい。

だから私は患者さんにはいつも、「冷蔵庫を開けていつもあるものには気をつけてください」といっている。

冷蔵庫によくあるものの代表といえば、牛乳、ヨーグルト、チーズなどの乳製品や卵ではないだろうか。

「毎朝ヨーグルトを食べています」という人がなんと多いことかと思う。

また、「朝食には牛乳とパンと卵が欠かせない」という人もいるだろう。

ＩｇＧアレルギーの検査をやると、乳製品と卵には多かれ少なかれ反応が出る。なかでも牛乳に反応が出ることの多い理由のひとつに、学校給食があるのではないかと推察している。

給食ほどきっちり牛乳を一日1本摂取するシステムはないだろう。月曜日から金曜日まで、週に5日間、毎日飲むのだから。しかも、飲み残すと先生に最後まで飲むように指導されるという学校もいまだに少なくないという。

繰り返すが、毎日食べる、頻繁にとるものがＩｇＧアレルギーになりやすい。牛乳が隠れたアレルギーになっている可能性は多いにあるのだ。

また、乳製品にアレルギーのある人はグルテンのアレルギーでもある可能性は高い。小麦製品もまた、毎日欠かさず摂取している人が多いことだろう。

乳製品と小麦製品をとったあとの体の反応を注意してみるようにしていただきたい。

◎「乳糖不耐症」と「カゼイン」の問題は別もの

知っているようで知られていない事実に、日本人のほとんどが「乳糖不耐症」だという事実がある。

不思議なことに、海外では日本人に乳製品が合わないことはよく知られているのに、日本人自身が自覚していないのだ。

乳糖不耐症とは、乳糖の消化酵素であるラクターゼが小腸などの消化器系に不足していることで起こる。ラクターゼが不足しているところに牛乳などの乳製品が届くと、それを分解することができず、分解できなかった乳糖を吸収することができなくなる。そのため、下痢などの症状を起こすのだ。

牛乳を飲むと下痢を起こす人は、まず乳糖不耐症と考えていいだろう。もともとラクターゼが不足しているというわけだ。

「私は牛乳を飲んでも下痢にならないから、乳糖不耐症ではない」

と思った人も多いだろう。ところが、目立った症状がないだけで、日本人の8～9割は乳糖不耐症なのである。乳糖不耐症という病名はついているものの、考えてみれば、長い歴史のなかで乳糖をエネルギーとして生きてきた欧米人に対して、日本人（アジア人）が乳糖不耐症なのは当然のことなのだ。

一方、乳糖不耐症と誤解されがちなのが、乳製品の隠れアレルギー、いわゆるカゼインの問題である。

乳糖不耐症とカゼインの問題は、別物なのだ。

これまでもグルテンフリーとともにカゼインフリーについて話してきたが、そもそもカゼインとは何なのか。

カゼインとは、乳に含まれるたんぱく質で、その約8割がカゼイン、残り約2割がホエイである。

グルテン同様、このカゼインがさまざまな悪さをしているということが、最近注目を集めているのだ。

これまでは乳糖不耐症のほか、牛乳を飲むと湿疹が出るといった、いわゆる即時型のIgEアレルギーのほうはよく知られていた。ところが、牛乳などの乳製品を飲むと具合が悪くなる人のなかに、カゼインに対して反応している人が、かなりたくさんいるのではないかということがわかってきているのだ。

カゼインはもちろん牛乳だけでなく、チーズやヨーグルトにも含まれている。

ヨーグルトは、乳酸菌が乳糖を変化させてできる酸により、カゼインが固まってできたものだ。

この本では腸内環境をととのえることの大切さを述べてきた。腸内環境をととのえると聞いて真っ先に思い浮かべるのは、ヨーグルトではないだろうか。

ヨーグルトには善玉菌である乳酸菌が含まれていて、整腸作用がある。だから毎朝食べることで腸がきれいになる、ということが常識になっている。

確かに乳酸菌は腸内で善玉菌として働き、腸内環境をととのえてくれる。ただし、「生きたまま腸まで届いている」という条件つきではあるが。

ではここで考えてほしい。ヨーグルトの原料は何だろうか。いうまでもなく、「牛乳」なのである。

ヨーグルトにもカゼインが含まれているというのは、すでに述べた通りだ。

「いつも冷蔵庫に入っているもの」――それがＩｇＧアレルギーのリスクを増していく。

毎朝せっせとヨーグルトを食べることで、アレルギーのリスクを高くしている可能性がある。それだけではない。腸内環境をよくしようとして、かえって腸を荒らす引き金になっているかもしれないのだ。

◎給食の牛乳をやめたらアレルギーが改善！

ヨーグルトと同じように、「カルシウムを補うために、毎日牛乳をコップ1杯飲んでいる」という人も多いだろう。

先ほども述べたが、否応もなしに毎日牛乳を飲んでいるのが、全国の公立小・中学校に通う子どもたちである。

給食で毎日子どもたちは、ビン1本200mlの牛乳を飲んでいる。

IgGアレルギーについて、量より頻度が重要だと述べたが、そもそも人の腸というのは、同じ食材が頻繁に入ってくることを想定して仕組まれてはいないのだろう。本来、いろいろな食材が入ってくることが自然であり、それに対応するようにできているのである。

そう考えると、毎日の給食の牛乳は、腸にとって非常事態を招くのではないだろうか。

給食のメニューを見てみると、牛乳とご飯、牛乳と麺類など、普通の家庭では考えられない組み合わせが多い。この組み合わせが合わないとして、新潟県三条市では試験的に給食から牛乳の提供を停止。その結果、2015年9月から市内の小中学校30校で、牛乳を学校の給食の献立から外す決定をしたそうだ。

栄養面ではご飯とおかずの量を増やし、カルシウムを多く含む食材の利用などを工夫した。反発も多かったそうだが、勇気ある行動だと思う。

検証結果では、給食から牛乳を外しても、カルシウムの必要量が満たせたそうだが、牛乳からの栄養摂取は必要だということで、新たに「ドリンクタイム」を設けて提供するそうである。この結論に思うところは人それぞれだが、給食に関しての根強い「牛乳信仰」は健在のようだ。

D君は7歳の男の子。とても牛乳が好きで、給食で飲むほかに、帰宅してからも毎日コップで2、3杯牛乳を飲んでいたという。D君はアレルギー体質で、ひじやひざの裏にはよく湿疹ができていて、かゆみを訴えていた。腸の具合もあまりよくなく、頻繁に下痢をして、おならも多かった。

お母さんはときどき皮膚科に行って塗り薬をもらってはいたが、「アレルギー体質だから仕方ない」と思う程度だったという。それが、あることをきっかけに「もしかしたら牛乳に原因があるのではないか」と思うようになったのである。

そのきっかけが、「夏休み」だ。

夏休みは当然、給食がないから、牛乳を飲まなくなる。時を同じくして、クリニックでカゼインの話を聞いたお母さんは、試しに家でも牛乳を飲ませないようにした。すると、体のかゆみ、下痢症状がすべて改善してしまったのだ。

ところが、2学期がはじまったとたん、またD君の下痢とかゆみがはじまった。ここで「牛乳が原因かもしれない」という推測は、確信に変わった。

給食での牛乳を控えるためには、アレルギー検査をして、医師の診断書を学校に提出することが必要なケースが多い。D君もさっそく小児科でアレルギー検査をしたのだが、結果は陰性。当然のことである。そのアレルギー検査は、即時型のIgEアレルギーの検査だったのだ。結局、口頭で先生に症状を説明して、なんとか給食での牛乳をやめてもらい、毎日水筒にお茶を入れて持って行くようになった。

今では症状も落ち着いて、元気に学校に通っている。

D君は家庭でも牛乳をよく飲んでいたと書いたが、その牛乳のほしがり方は、一種異様だったという。「牛乳、牛乳」といい、気がつくと1ℓの紙パックの牛乳がなくなっていく。3日に1本は買わなければならないほどだったそうだ。

よく飲むもの、大好物なゆえに、IgGアレルギーを起こしていたのだろう。

日本の子どもにIgGアレルギーの検査をすると、ほとんどに多かれ少なかれ、乳製品に反応が出る。この理由はやはり、給食にあるのではないだろうか。

以前の著書でも紹介したが、E君も牛乳で発達障害が劇的に改善した男の子だ。

E君は就学前から落ち着きのなさが目立っていた。小学校に入っても読み書きが上達せず、発達障害を疑ったお母さんが専門外来を訪れたのは7歳のとき。トレーニングを受け症状は多少改善したが、E君には片頭痛という身体症状があった。薬も服用していたが、あるとき、頭痛を治そうと尋ねた整体院で、牛乳をやめ、白米を五分づき玄米に替えるようにアドバイスされ、実践したところ、頭痛が激減したのだ。これも、D君同様、給食のない夏休みの出来事である。

食べ物とのかかわりに関心を持ったお母さんは、再び学校がはじまり給食の牛乳を飲むようになると、頭痛がぶり返したことから、食べ物が原因であることを確信し、私のクリニックを訪れた。

検査の結果、「牛乳をはじめとする乳製品全般」「卵白・卵黄」「大豆」「小麦類（小麦グルテン、全粒粉小麦、ライ麦）」「ゴマ、クルミ、モヤシ、ニンニク」などかなり多くの食品にアレルギーがあることがわかった。ここでわかったのは、給食で頻繁にとる牛乳のアレルギーが大きいということだった。

糖質制限や頻回食などの食事指導とともに、アレルギー食材を除去する必要は急務だった。お母さんには給食のなかで食べられない食材を手づくりのお弁当で代替してもらった。

また、E君もご多分にもれず腸の粘膜に炎症があり、カンジダの感染が疑われたので、除菌のためのサプリメントを服用してもらった。

そして治療を開始して1年後、症状は劇的に改善した。

頭痛はまったくなくなり、読み書きが向上しなかったE君が、なんと漢字テストで100点をとったというから驚きだ。今では先生から、「きれいにノートがとれている」とほめられるほどになったという。

気持ちの落ち込みもほとんどなくなり、授業も落ち着いて聞けるようになり、成績も急上昇したそうだ。

そして今では、アレルギー食材のなかで、食べられるものが増えてきた。お母さんにとってても嬉しい変化だろう。これは、腸の粘膜が強くなった証拠なのだ。

牛乳を飲んでおなかがゴロゴロしないからといって、カゼインにアレルギーがないとはいえないのだ。検査をするとカゼインに反応をする人でも、牛乳を飲める人はたくさんいる。やはり、「抜いてみないとわからない」ということなのだ。

D君にしてもE君にしても、牛乳を抜いてみなければ原因がわからなかっただろう。

IgGアレルギーのいいところは、アレルギーの食材を一生口にできないわけではないということだ。しっかり抜けば、ある程度時間が経ったところで症状が改善していく。そうなれば、症状の度合いにもよるが、その後はある程度その食品を入れても平気になることが多いのだ。

◎なぜ、自閉症児に腸のトラブルが多いのか？

前にも述べたように、自閉症の食事療法として、グルテンフリー、カゼインフリーが注目されるようになってきている。

前項でもカゼインフリーによって発達障害の子どもが改善された例をあげた。いうまでもなく自閉症も発達障害のひとつだが、あらためて自閉症とはどのようなものなのか説明しよう。

自閉症には大きく分けて3つの特徴がある。

①対人関係の障害
②コミュニケーションの障害
③パターン化したものへの興味や活動

これらの特徴は、幼児期には「人と目が合わない」「他の子どもに関心を持たない」「言葉を話しはじめるのが遅い」「ひとり遊びを好む」「表情が乏しい」「落ち着きがない」「よくかんしゃくを起こす」などといった形であらわれる。

現在の患者数は500人に1人程度といわれ、圧倒的に男性に多い。

お子さんが自閉症だというお母さんのなかには、最初は自分の育て方が悪かったのではないかと自分を責める人もいるが、自閉症だと診断されると、病名がついてほっとされる人も多い。

ところが、ここに来てさらに、自閉症患者ではほぼ例外なく腸の状態が悪いことがわかったのだ。

そこで最初に述べたグルテンフリー、カゼインフリーの食事療法を実践すると、一定の効果が得られているというわけだ。その割合は2割という人もいれば、もう少し多いという人もいる。グルテンフリー、カゼインフリーというと、ここ最近の食事療法のように見えるが、実は自閉症に対しては古くからおこなわれているものだ。

自閉症患者の腸を内視鏡で見ると、クローン病（おもに大腸および小腸の粘膜に慢性の炎症または潰瘍を引き起こす原因不明の疾患の総称で、難病のひとつとされている）のように、激しく腸粘膜が炎症を起こしている患者も多い。

アメリカでは、潰瘍性大腸炎に処方する薬を自閉症児にも服用させ、ある一定の効果を出したという報告もある。

私のクリニックでも自閉症児のお母さんに聞くと、今まで下痢や便秘を繰り返していたというケースが多く、なかには「生まれてからいいうんちを1回もしたことがない」といわれたこともある。

自閉症との診断を受け、療育を継続してきた5歳のFくんもその1人だ。

生来軟便（どちらかといえば下痢）で、子どもでよく見られるバナナのような大便をしたことが1度もない。食事内容によっては便秘になり、浣腸を使わないと便通が得られない。あるときお母さんが、腸と自閉症に関係があるということを知り、私のクリニックを訪れた。

Fくんはお母さんの希望もあり、小児でも全身麻酔をおこなって大腸の内視鏡検査を受けられる施設で検査を受けた。結果は予想通りで、Ｆくんの腸の炎症はひどいものだった。肛門を通過した直後から、大腸のすべての部位において全周性に粘膜のびらん、炎症、ところにより潰瘍ができていた。Ｆくんの腸粘膜は、クローン病や潰瘍性大腸炎などと同じような状態だったのだ。

Ｆくんには、アメリカのドクターの指示のもと、潰瘍性大腸炎に使用する薬を服用してもらった。すると、下痢や便秘などが多かった便通が著しく改善したのだ。

同時にグルテンフリー、カゼインフリー食事法とともに、サプリメントの補充もおこなうことで、自閉症特有の症状は徐々に改善しつつある。

自閉症のお子さんにＩｇＧアレルギーの検査をすると、カゼインに対するＩｇＧ抗体の陽性率が高いこともわかっている。

これはすなわち、腸が弱いというひとつのサインなのだ。

生まれつき腸が弱く、カゼインに反応を起こすお子さんのなかには、母乳を飲むことを嫌がるケースもある。母乳にもカゼインが含まれているからだ。このようなお子さんは、母乳を飲ませると吐いてしまう。

でも、牛乳にアレルギー反応を起こす人でも、牛乳を飲んでいるうちに飲めるようになってくるのと同じように、このような赤ちゃんも母乳をあげているうちに、そのうち飲めるようになってくる。

普通なら母乳を飲めるようになって喜ばしいことなのだが、カゼインにアレルギーがあるお子さんの場合は、飲み続けることで腸を荒らすことになってしまうのだ。こういったケースでは、母乳でもなく、粉ミルク（もちろんカゼインが含まれている）でもなく、大豆由来などの粉ミルクを飲んで、腸の粘膜を改善してから母乳を飲むようにしていくことになるだろう。

自閉症だから腸粘膜が弱いのか、腸粘膜が弱いから自閉症になるのか、ニワトリが先か卵が先かになってしまうのだが、この解明は今のところできていない。

自閉症のお子さんが増えているといわれているが、それはいい換えれば、腸が弱いお子さんが増えているともいえるのである。

◎カゼインは「脳の栄養不足」も引き起こす!?

第2章で、グルテンは脳内で麻薬様物質に変化すると話したことを思い出してほしい。

実は、カゼインも同様に、麻薬様の作用を引き起こすのだ。

給食の牛乳をやめてアレルギーが改善したD君も、毎日「牛乳、牛乳」といって異様なほどに牛乳をほしがった。

アレルギー発作に悩まされていた女性の患者さんも、「毎日のカフェラテとチーズがやめられない」といっていた(のちに、カゼインアレルギーが判明し、一切とるのをやめたところ、症状は劇的に改善した)。

カゼインも、とればとるほどほしくなる中毒性がある。

この理由は、グルテンのときに述べたのと同じアミノ酸の配列にあるので、ここでは割愛するが、グルテンとカゼインのアミノ酸の配列は非常に似ており、それが脳には麻薬と同じように認識されてしまうのである。

自分がカゼイン中毒かどうかを確認するポイントとしては、

・頻繁に牛乳(またはチーズやヨーグルトなどの乳製品)をとっている
・牛乳など乳製品を毎日食べたくて仕方がない
・乳製品をとると、ほっとしたり幸福感、満足感を得ることができる

といったところだろうか。

ちなみに乳製品というと「バターも摂取してはいけないのか」と聞かれることがあるが、バターの成分はほとんどが脂質であり、乳たんぱくとしての抗原性が非常に少ないことがわかっているため、乳製品から外して考えて構わない。

このようにカゼインとグルテンは、悪さにも共通点が多いのだが、カゼイン特有の悪さを働く物質もある。

先に自閉症の患者さんにはカゼインに対する抗体があると述べたが、その抗体（カゼイン由来のペプチド抗体）が悪さをするのだ。

この抗体は、細胞にある葉酸受容体αに特異的に結合してしまう。

つまり、葉酸の受け皿にくっついてしまうのだ。すると血液中から脳に運ばれてくる葉酸の細胞内への輸送を阻害してしまう。いろいろ調べても葉酸欠乏がない人でも、カゼインをとることで脳が葉酸欠乏になってしまうということなのだ。

とくに牛乳には、人の葉酸受容体αと91％の相同性（立体構造や機能、アミノ酸配列が似ている）を持つ水溶性の葉酸受容体αの抗原が含まれている。

わかりやすくいえば、自閉症の患者さんであるかどうかは関係なく、また、カゼインの抗体があるかどうかも関係なく、牛乳を飲むことで脳への葉酸のとり込みを阻害する可能性は否定できないということなのだ。

今は脳の中枢神経においてのみ葉酸のとり込み阻害が起こる話をしているが、もしかすると体内全体にも葉酸が届きにくくなるなど、何らかの影響を与えている可能性もないとはいえない。

葉酸とは、ビタミンＢ群の一種で、ＤＮＡやＲＮＡ（リボ核酸）の合成に関与している。ＤＮＡが正確に遺伝子情報を保持し、生成されるのをサポートするために細胞に働きかけるのだ。そのほか、胎児の中枢神経系の発育に関与し、二分脊椎《せきつい》症のリスクを下げるとして、妊婦さんがとるべき栄養素としてもよく知られている。

となると、妊婦さんがカルシウムを摂取しようと、頻繁に牛乳を飲むのはいかがなものだろうか。積極的にはおすすめできないといわざるを得ないのだ。

◎「何を食べたか」が遺伝子にも影響する

葉酸のとり込みが阻害されることによる弊害はまだある。

Ｓ‐アデノシルメチオニン（ＳＡＭ）というアミノ酸は、非常に多くの葉酸を必要とする。SAMは肝臓や脳に多く存在し、俗に「うつによい」「肝機能を維持する」ともいわれているが、とくに遺伝子の発現に関係している。SAMが不足すれば、DNAの酸化ストレスを増やし、遺伝子の発現に異常を来す。

つまり、食べ物が遺伝子発現を操作してしまう可能性があるというエピジェネティックなことが起こるのだ。

このように、「何を食べたか」が遺伝子まで作用してしまうことは、怖いことでもある。とくに腸の粘膜が成熟する前の乳児期に口にしたものへの影響は大きい。

生まれて間もない赤ちゃんに安易に粉ミルクを与えるのはもちろんのこと、離乳食にも気をつけたい。

離乳食期に牛乳や小麦などを与えるといった食事中の栄養因子によって、その後の人生における疾患リスクが大きく変わってしまうこともあるのだ。

離乳食のなかには、牛乳を使ったもの、小麦を使ったものも多い。お母さんにしてみれば、お米を使った普通のおかゆよりもパンがゆのほうが手軽だし、子どももよく食べるという話も聞く。乳製品を加えれば子どもが喜ぶからと、毎日のように同じメニューにしているお母さんもいるかもしれない。

グルテンやカゼインに過敏に反応してしまうのは、遺伝子の素因が大きいのではないかといわれてきたが、こう考えると、離乳食期の食べ物が遺伝子の発現を狂わせる可能性も大いにあり得るということなのだ。

また、グルテンやカゼインの中毒症状を引き起こす原因となるオピオイド（モルヒネ様ペプチド）は、システインというアミノ酸のとり込みを阻害する。このことは、すでに人の神経細胞や、胃や腸の上皮細胞で実証されている。

システインのとり込みが阻害された結果、グルタチオンという、体内の活性酸素を消去してくれる重要な働きをするペプチドの生成を抑えてしまう。

細胞のなかで活性酸素を大量に発生させる場所はどこだろう。

まず筆頭にあげられるのは脳だ。それ以外にも肝臓や筋肉などでも活性酸素は大量に発生される。ところが皮肉なことに、活性酸素が大量に発生される臓器ほど、グルタチオンの活性が低下すると影響を受けやすい。

グルテンやカゼインに反応を起こす人は、脳や肝臓、筋肉に活性酸素が増え、細胞の老化をもたらす。そして病気にもつながりやすくなってしまうのだ。

カゼインは乳たんぱく質だから、当然母乳にも含まれている。

母乳と牛乳のカゼインによるシステインのとり込み阻害を比べたところ、システインのとり込み阻害の度合いが大きいのは、やはり牛乳のカゼインのほうだったというデータもある。

また別の報告では、統合失調症や自閉症などの脳のトラブルに対して、同様にシステインの利用障害があり、グルタチオンの活性が低くなることがわかっている。

脳の活性酸素が除去されないことと、これらの脳トラブルに何らかのかかわりがあるのではないかともいわれているのだ。

◎「脳腸相関」――腸の炎症は脳のトラブルにつながる

グルテンやカゼインのアレルギーの人は腸内環境が悪いというのはすでに述べた通りだ。

実は小腸の粘膜が荒れている、つまり腸に炎症があると、その炎症がダイレクトに脳に影響を与えてしまうことがわかってきている。腸の炎症が脳のトラブルにつながっているのだ。これを「脳腸相関」という。

脳と腸の相関関係を示す症例を紹介しよう。うつと診断されていた患者さんで、便秘にも悩まされていたGさん（女性）のケースだ。

35歳頃から、とくに原因がなくうつ症状を自覚するようになったGさんは、心療内科でうつ病の診断が下され、抗うつ剤を処方されるようになった。心療内科の薬を飲むと、もともと便秘気味だった便通がよりひどくなり、緩下剤を使わなければ便通が得られなくなっていた。

実はGさんは、子どもの頃から、春の花粉症を含めた季節性のアレルギー症状のため、ほぼ通年アレルギーを抑える薬を飲んでいた。症状が強いときには、ステロイドホルモンを含んだ点鼻薬や点眼薬も使っていたという。

Gさんには、糖質制限とグルテンフリー、カゼインフリー食事法に加え、食物繊維、ビタミンD、乳酸菌などをサプリメントで補充してもらうようにした。

まず改善したのが便秘だった。緩下剤なしでもお通じがよくなった頃から気分の落ち込みも減り、やがて抗うつ剤も不要になった。

もちろん、アレルギー症状も大幅に改善。アレルギーの薬もいらなくなり、翌年の花粉症の季節には、ステロイドの点鼻薬や点眼薬なしで過ごせるようになった。

アレルギー症状があるということは、腸の状態が悪いということだ。私が思うに、腸の炎症が、うつ症状を引き起こしていたのではないか。

ではなぜ腸の炎症が脳のトラブルに結びつくのか、その原因は100％解明できているわけではないが、未消化のグルテンやカゼインのペプチドが腸粘膜を通過してしまい、脳に少なからず影響を与えていると考えられている。

私は、未消化のグルテンやカゼインのたんぱく質が直接悪さをするというより、アドレナリンやノルアドレナリンといった神経伝達物質に何らかの影響を与えているのではないかと考えている。

実際、腸内細菌のバランスが悪く、腸の粘膜に炎症があると、腸の内部から神経伝達物質のセロトニンの前駆物質である5‐HT（5‐ハイドロキシトリプタミン）を過剰に発現させたり、サイトカインを過剰に発現させたりする。これらが過剰に血中に漂えば、全身に炎症を起こすのはもちろん、脳にも炎症を起こすきっかけになる。

逆に、脳の状態が腸に影響を与えることもある。

自律神経には交感神経と副交感神経があり、脳によってコントロールされている。緊張したり興奮したりすると優位になるのが交感神経だ。

興奮したり緊張したりして交感神経が優位になると、その情報は脳から腸にも伝わることがわかっている。腸も脳とともに影響を与え合いながら自律神経をコントロールしているのだ。

交感神経が活性化すると、神経を興奮させる神経伝達物質であるノルアドレナリンやアドレナリンが腸内にまで届いてしまうのだ。だからイライラすると、腸内にもノルアドレナリンやアドレナリンが過剰に分泌されてしまう。しかも、ある種の腸内細菌は、ノルアドレナリンレセプター（受容体）を持っていて、ノルアドレナリンが増えてくると、凶暴性を増すことがわかっているのだ。

普段、腸内には善玉菌でも悪玉菌でもない、どっちつかずの日和見菌がたくさん存在しているが、ストレスやイライラでノルアドレナリンやアドレナリンが放出されることによって、日和見していた菌が悪者に変わっていく。

普通だったら悪さをしない日和見菌である大腸菌が、病原性大腸菌に変わる可能性だってあるのだ。イライラしたりストレスを感じたりすると、下痢や便秘をすることがあるのは、こういうことからも説明できるのではないだろうか。それくらい腸管と脳と自律神経は直結しているし、腸内環境が悪くなれば性格にまで影響を与えてしまうということなのだ。

序章で出てきたADHDと診断されたA君のことを覚えているだろうか。

A君も腸の粘膜に炎症を起こしていたが、おそらく腸の粘膜が弱いのは遺伝だったのだろう。実はこのA君のおじいちゃんはいつもイライラして怒っていたという。何を隠そうこのおじいちゃんもA君以上に小麦が大好きで、当然、腸の粘膜の炎症があったと想像できるのだ。

A君がグルテンの摂取をやめたことで症状が改善したことがわかったお母さんは、おじいちゃんにもグルテンフリーを実践した。すると劇的に効果があらわれ、イライラしてキレることもなくなったという。食べ物がイライラと直結していたのだ。

もちろんもともとの性格も関連していないとはいい切れないが、実際こんなに変わるのか、というケースは多い。

あるお子さんのお母さんの話では、「いつもイライラしていて、家のなかで暴れまくっていた男の子が、グルテンフリーを実践したら別人のようにいい子に変わってしまった」という。『かえるの王子さま』というグリム童話があるが、かえるが実は王子だったというくらい人格が変わってしまったというのだ。ここでも栄養や代謝は、性格と深くかかわっていることがわかる。

また、第1章で抗生剤が腸内細菌を殺してしまうと述べたが、実はある種の悪玉菌に働きかける抗生剤では自閉症が改善し、脳の機能が上がることもある。つまり抗生剤によって死ぬ悪玉菌があり、これが脳に悪さをしていたということになる。残念ながら、今の段階では検証しようがないのだが、この事実からも、腸の状態と脳がかかわっていることがおわかりいただけると思う。

おなかのなかで悪さをしたり、脳や性格にまで影響を与える腸内細菌。いっそのこと腸内細菌がいなければいいのではないかと思われた方もいるかもしれない。

ここに面白い報告（藤田紘一郎『免疫力をアップする科学』２０１１年、サイエンス・アイ新書）がある。

無菌のマウスと正常な腸内細菌を持つマウスに、同時に同じようなストレスを与えて、コルチコステロン（ストレスホルモン）量を比べてみたのである。すると、同じストレスを与えても、腸内細菌を持っているマウスのほうがストレス反応が少ないことがわかったのだ。

このことは、やはり腸内細菌がストレスを軽減する働きをしているともいえるし、同時に腸内環境が悪い人は、よりストレスを増強させてしまうということを示した結果だと思う。

また、別のデータでは、5分間気持ちのいい状態を持続させた場合と、同様に5分間怒りの感情を持続させた場合での初期段階の免疫反応を調べたものがある。免疫反応はIgA抗体、すなわち粘膜レベルでの反応を調べたものだ。

時間経過で見ていくと、快適な刺激であれ怒りの刺激であれ、一時は免疫反応が上がる。怒りを感じているときに免疫反応が上がるのは、自分の身を守るための防衛反応だろう。

そのまま経過を見ると、快適な刺激のほうは免疫反応が一時上がったあと、ベースラインを保ったままであるのに対して、怒りの刺激のほうは、いったん上がった免疫反応がガクンと下がり、8時間経過してもベースラインに戻らないことがわかった。

怒り＝ストレスは免疫反応まで下げてしまうのである。

◎腸の状態がいいと、体内のデトックスもうまくいく

肝臓は体内でさまざまなものをデトックス（解毒）していることは、ご存じの方も多いだろう。

肝臓がデトックスするのは何もアルコールだけではない。薬品や環境ホルモンなどの化学物質や、マグロなど大型魚に多く含まれる重金属、その他さまざまな有害物質を解毒する働きがあるのだ。

では、肝臓だけでなく、腸にもデトックスの働きがあることを知っている人はどれくらいいるだろうか。

一般的に知られているデトックスのルートは、有害物質が腸の粘膜の細胞に吸収され、その一部が門脈という血管を通って肝臓に運ばれ、肝臓でデトックスされるというものだ。つまり腸から吸収された毒物が肝臓で処理されて無毒化され、尿や便として排出されるという流れである。

ところが、腸の粘膜のなかにはアンチポーターと呼ばれる交換輸送体が存在している。アンチポーターは、腸から吸収された毒物を自らが働きかけて便として排出しているのだ。腸は脳から独立して自ら判断し、必要なものはとり込み、不要なものは排除する機能を持っている。これぞ腸が〝ゴッドハンド〟〝第二の脳〟と呼ばれる所以《ゆえん》である。

それだけではない。小腸の粘膜にはＣＹＰ３Ａ４と呼ばれるシトクロム酵素があるが、実はこの酵素自体が毒物を無毒化し、体内に吸収している。

つまり、腸の粘膜では、アンチポーターとシトクロム酵素のダブルの働きで、体内に入った不要なものを無毒化するという涙ぐましい働きをせっせとしているのである。腸には、有害物質を侵入させない厳重なシステムができているのである。

ところが、粘膜の炎症が起きた途端、このシステムは崩れてしまう。

グルテンやカゼインで腸の粘膜に炎症が起これば、このデトックス作用は阻害されてしまい、体内に有害物質が侵入しやすくなってしまうのは明らかだ。

自閉症の原因のひとつが重金属だという説もある。

腸のデトックス作用が弱ければ、重金属が体内にたまりやすくなる。もしかすると自閉症の患者さんたちには、腸のデトックス機能が落ちている人が多いという可能性も否定できないのだ。

重金属そのものを体内に入れないことも大切だが、いかにデトックス機能を高めるかも非常に重要になってくるというわけだ。

いずれにしろ、腸の粘膜が荒れている状態では、いいことは何ひとつない。

腸の粘膜を健康に保つことがどれほど重要なことか、おわかりいただけただろうか。

第4章　疲労、うつ、アレルギー…不調は「油」でよくなる!

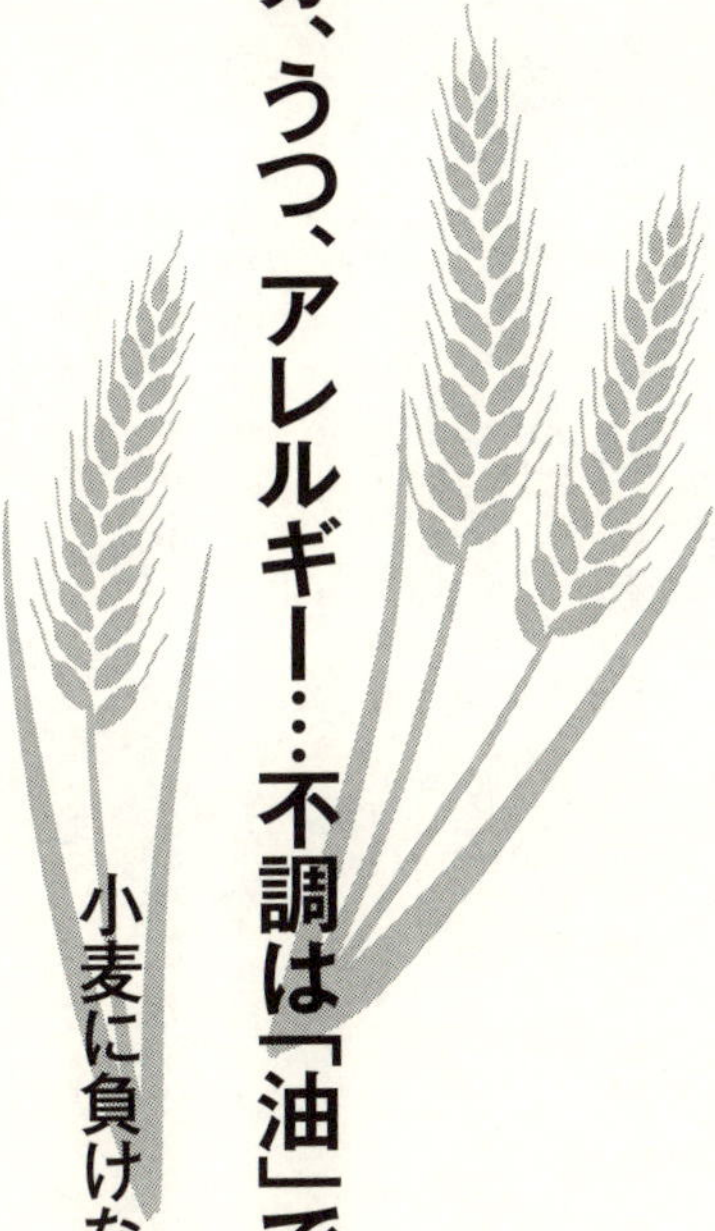

小麦に負けない腸をつくる

◎あらゆる病気には「炎症」がかかわっている

これまで、腸の粘膜の炎症の問題をずっと話してきた。

ここまで本書を読んできた人は、腸の粘膜の炎症が諸悪の根源のように思われたかもしれない。もちろん、そのこと自体は事実だが、何も炎症を起こすのは腸だけではない。

たとえば、もっともわかりやすいものでは、蚊に刺されて皮膚が赤く腫れた、これはまさに今炎症が起こっている状態のひとつである。

一般的に「炎症」と聞くと、体にとってよくない反応ととらえられがちだが、実は逆である。炎症を起こすことで、異常事態を知らせてくれているのだ。

蚊に刺されて赤く腫れ、かゆみが出てくるのも、「ここで炎症が起こっていますよ」というシグナルであり、下痢や発熱も体内で炎症が起こっていることを知らせるものであり、気管支の粘膜に炎症が起これば気管支ぜんそくを、目や鼻の粘膜で炎症が起これば花粉症を、私たちに教えてくれている。

炎症は私たちの体を守るための、生体の防御反応といえるのである。

アレルギー、うつ、心筋梗塞、生活習慣病からがんまで、あらゆる病気のベースにはこの炎症がある。

つまり、炎症が体のどこで起こるかによって、病気の種類が違うということなのだ。

血管で炎症が起これば動脈硬化に、脳で炎症が起これば脳梗塞や脳出血に、心臓で炎症が起これば心筋梗塞に、皮膚で炎症が起これば アトピー性皮膚炎に、細胞で炎症が起これ ばがんになるというわけだ。そして今まで話してきたように、腸の炎症はアレルギーにつながる。

当然のことだが、炎症が進めば症状は悪化し、病気が進行してしまう。炎症が小さいうちに鎮静化させることができれば、病気になることはない。

炎症が起きているとき、その炎症をコントロールしているのは血液中の白血球だ。

炎症の原因になっている因子を炎症性サイトカインというが、白血球は、炎症を起こしているところでどんな炎症性サイトカインを出すのかを決める働きをしている。このサイトカインを指揮し、実際に炎症を沈めてくれるのが、副腎皮質ホルモンのひとつであるコルチゾールだ。

コルチゾールは炎症を鎮める強力なホルモンである。

たとえば花粉症の例でいえば、鼻の粘膜で炎症が起きていると、その部位から炎症性サイトカインが放出される。サイトカインは血液で全身を巡っていき、脳にも届く。すると、脳から炎症を抑えるように指令が出され、副腎皮質刺激ホルモンが出される。

副腎皮質刺激ホルモンはコルチゾールの生成を活性化するので、コルチゾールが血液中にどんどん分泌され、炎症部位に届き、炎症を鎮めるというわけだ。

ちなみにコルチゾールは別名「抗ストレスホルモン」と呼ばれている。炎症も体にとっては大きなストレスであるのは確かだが、日常生活のなかでストレスにさらされ続けていると、コルチゾールが分泌され続けることになる。

すると、コルチゾールを分泌する内分泌器官である副腎が疲れてきて、コルチゾールが不足してくる。結果、病気やその症状が悪化することにつながってしまうのだ。

実際、アレルギー症状はストレスを感じると悪化する。

あらゆる病気を悪化させないためにも、生活習慣を改善し、なるべくストレスを取り除くことも必要なのだ。

◎炎症を抑える油、促進する油

私たちの体で起こっている病気や症状である「炎症」を鎮静化させる働きをするのは、コルチゾールだけではない。

近年、注目を集めているのが「オメガ3系」と「オメガ6系」と呼ばれる、それぞれ組成が異なる2つの脂肪酸、つまり油の存在だ。

ここに炎症と油の関係を示した興味深いデータがある。

イヌイット（グリーンランド先住民）とデンマーク人の病気の発症率と栄養（食事内容）を比較したデータだ。両者はほぼ同じ緯度の寒い地域で生活し、同じ程度の量の脂肪をとっている。

まず、摂取カロリーを比較してみると、イヌイットが39％、デンマーク人が42％と、どちらも脂肪の摂取カロリー比率が高くなっている。

一方、たんぱく質のカロリー比率を見てみると、イヌイットが23％、デンマーク人が11％と、イヌイットが2倍以上も高くなっている。

これはイヌイットが、アザラシやシロクマなどしか食べるものがなかったため、必然的に動物性の脂肪やたんぱく質中心の食事になっていたためである。厳しい自然環境のなかでは穀物の生産は難しく、その摂取量は極めて少なかったのだ。

たんぱく質にしろ、脂肪にしろ、とかく「動物性」のものは悪くいわれることが多い。脂肪なら動物性のものよりも植物性のものをとるほうがいいという考えなのだろう。しかし、そもそも「脂質」には、動物性、植物性という分類はないというのはご存じだろうか。重要なことは、動物性か植物性かということではなく、油の種類（組成）なのだ。油の種類についてはこのあと詳しく説明しよう。

さて、イヌイットとデンマーク人の話に戻ろう。

イヌイットの食生活は、デンマーク人に比べて、高脂肪、高たんぱく、低糖質ということになる。ここで次ページのグラフを見ていただきたい。「イヌイットとデンマーク人の病気発症率」の比較である。

動物性のたんぱく質、脂肪の摂取が多いイヌイットは、脳出血を除き、病気の発症率がかなり低いことがわかる。気管支ぜんそくや乾癬《かんせん》などの免疫系のトラブルにいたっては、イヌイットたちの罹患率が極めて低いことも特徴的だ。

イヌイットとデンマーク人の血清の脂肪酸組成の数値を見ると、その理由が見えてくる。

・イヌイット……アラキドン酸　0・8％　ＥＰＡ　26・5％
・デンマーク人…アラキドン酸　12・4％　ＥＰＡ　0・2％

●イヌイットとデンマーク人の病気発生率の比較

Kromann&Green(1980)

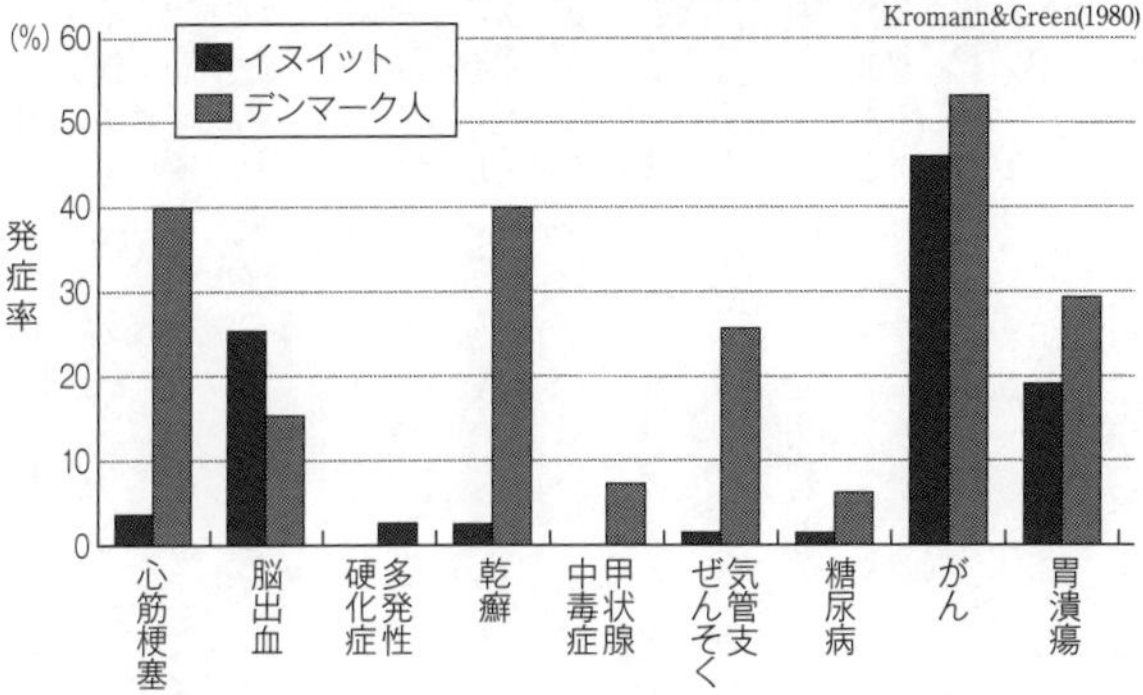

ほぼ同じ緯度に住むイヌイットとデンマーク人を比較。イヌイットはデンマーク人に比べ、コレステロール摂取量が２倍、動物性脂肪の摂取量も多いにもかかわらず、脳出血以外の病気発症率はデンマーク人を下回っている。

実はオメガ３系の脂肪酸は炎症を抑える働きがあり、オメガ６系の脂肪酸は炎症を促進させるという逆の働きを持っている。

オメガ３系の脂肪酸の代表はアルファ・リノレン酸であり、亜麻仁油やエゴマ油、シソ油、魚油などがあり、ＥＰＡやＤＨＡを多く含んでいる。

オメガ６系の脂肪酸の代表はリノール酸であり、ベニバナ油、コーン油、大豆油などに多く使われている。リノール酸は、短期的にコレステロールを下げる作用があるため、健康にいい油として食用油のほか、サラダ油やドレッシングをはじめ、さまざまな加工食品などにも使用されている。

１３３ページの図を見るとわかるように、

リノール酸は体内に吸収されるとデルタ6不飽和化酵素によって代謝され、ガンマ‐リノレン酸から2‐ホモ‐ガンマ‐リノレン酸に変換される。そこから炎症を抑える働きを持つプロスタグランジン1系という生理活性物質をつくり出す経路と、アラキドン酸に変換されたあと炎症を促進するプロスタグランジン2系という生理活性物質をつくり出す経路に分かれる。

一方のオメガ3系のほうは、アルファ‐リノレン酸が代謝反応を受けてステアリドン酸に変換され、EPAからプロスタグランジン3系という生理活性物質をつくり出す。プロスタグランジン3系は炎症を抑える作用があるのだ。

ここで先ほどのイヌイットの血清中の脂肪酸の比率を思い出してほしい。オメガ3系のEPAが圧倒的に多く、オメガ6系のアラキドン酸は少なかった。イヌイットの血清の脂肪酸組成には炎症を抑えるオメガ3系が多い、つまり炎症が起こりにくい食生活を送っていたのである。

EPAは青魚に多く含まれるので、一見、動物性たんぱく質や脂質をとっているイヌイットの食生活と結びつかないように思うかもしれないが、これには食物連鎖が関係している。EPAの材料となるオメガ3系のアルファ‐リノレン酸を豊富に含む海洋プランクトンを小さな魚が食べ、それを大きな魚が食べ、それを彼らが主食にしているアザラシやシロクマが食べ……そして高いEPAの値をキープしているというわけである。

一方のデンマーク人はオメガ6系が多いことがわかるが、これはまさに現代人の食生活そのものなのだ。

オメガ6系の脂肪酸は、現代人の食生活で身近な揚げものや炒めものなどによく使われるコーン油、ベニバナ油、大豆油などの植物系の油に含まれているから、必然的にたくさんとってしまうことになる。

つまり、現代人は炎症を促進する油をせっせと摂取していることになる。

オメガ6系の脂肪酸が悪玉というわけではないのだが、要はオメガ3系に比べてオメガ6系の脂肪酸をとりすぎているのが問題なのだ。

◎ポイントになるのは油の〝量〟より〝比率〟

ここで改めて油（脂質）の種類について説明しよう。

脂質の主成分は脂肪酸である。体内には20種類ほどの脂肪酸があり、食べ物からとり入れられ、体内でもつくられている。

脂肪酸は大きく飽和脂肪酸と不飽和脂肪酸に分けられる。炎症を抑えるオメガ3系の脂肪酸と、炎症を促進するオメガ6系脂肪酸は、不飽和脂肪酸のなかの、さらに多価不飽和脂肪酸（必須脂肪酸）であり、どちらも人体ではつくり出すことができない。だから「必須」脂肪酸と呼ばれているのだ。

オメガ3系もオメガ6系も、どちらも人体でつくり出すことができないから、当然食べ物から摂取するしかないということになる。それぞれは体内に入ると代謝反応を受けて、少しずつ性質を変えながら血液中を流れて細胞膜に入るのだが、どちらの脂肪酸もとり込まれる部位が同じなのだ。ということは、2つの脂肪酸は、同じ場所を取り合うことになる。つまり、この2つの脂肪酸を食事から摂取した比が、そのまま体内の脂肪酸の比になってしまうのだ。

そこで、現代人の食生活をもう一度振り返ってみてほしい。ベニバナ油、コーン油、大豆油などの摂取が圧倒的に多いことはすでに述べた通りだ。

一方、背の青い魚に多く含まれるＥＰＡ、ＤＨＡやシソ油や亜麻仁油などのオメガ3系の摂取は減っている。

実は、大切なのは2つの脂肪酸の量ではなく、「比」なのだ。

●炎症を抑える決め手は脂肪酸

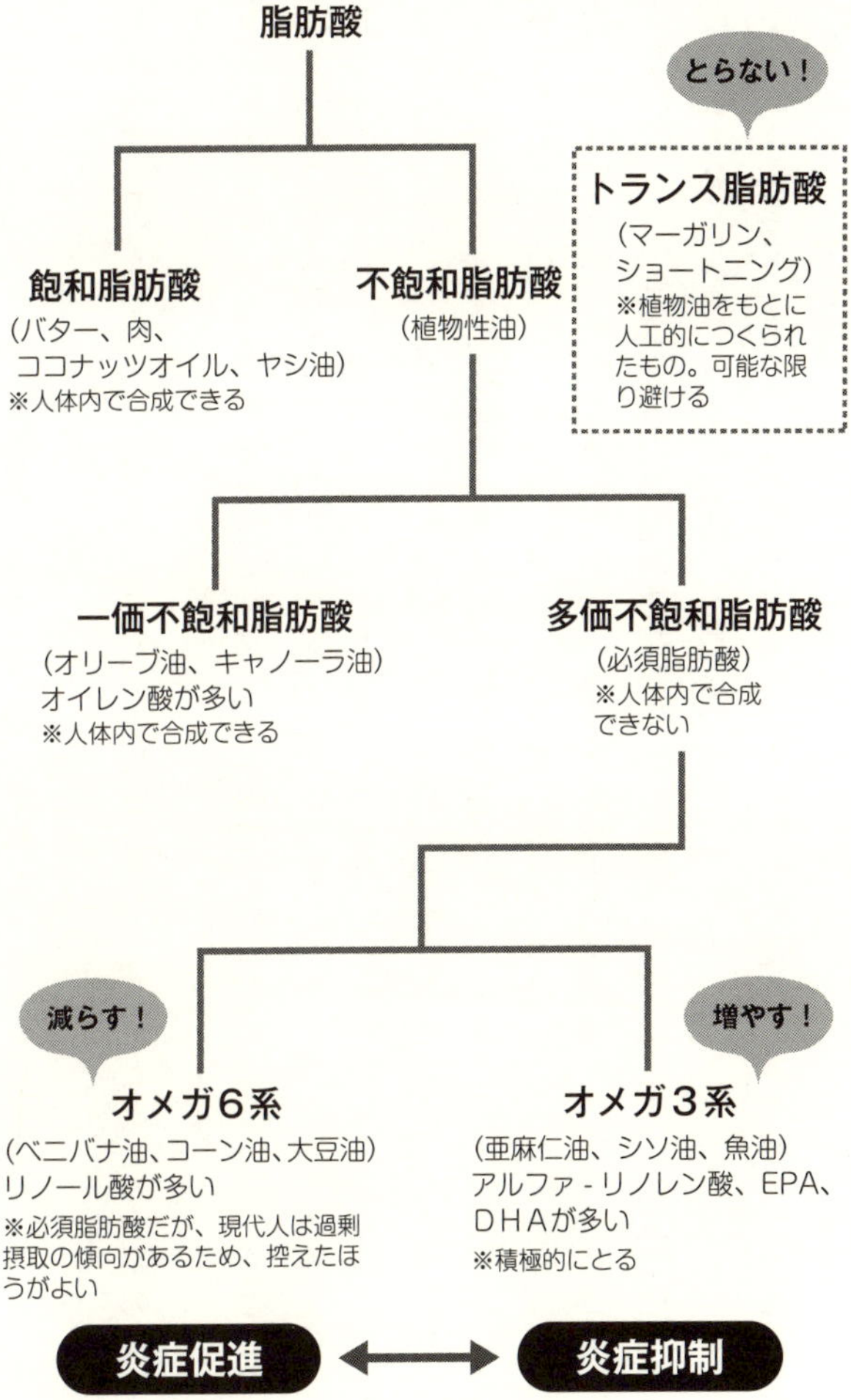
脂肪酸
とらない！
トランス脂肪酸
（マーガリン、
ショートニング）
※植物油をもとに人工的につくられたもの。可能な限り避ける
飽和脂肪酸
（バター、肉、
ココナッツオイル、ヤシ油）
※人体内で合成できる
不飽和脂肪酸
（植物性油）
一価不飽和脂肪酸
（オリーブ油、キャノーラ油）
オイレン酸が多い
※人体内で合成できる
多価不飽和脂肪酸
（必須脂肪酸）
※人体内で合成できない
減らす！
オメガ6系
（ベニバナ油、コーン油、大豆油）
リノール酸が多い
※必須脂肪酸だが、現代人は過剰摂取の傾向があるため、控えたほうがよい
増やす！
オメガ3系
（亜麻仁油、シソ油、魚油）
アルファ - リノレン酸、EPA、
DHAが多い
※積極的にとる
炎症促進
炎症抑制

現代人のオメガ3系：オメガ6系の比を見れば、圧倒的にオメガ6系の勝利（？）というわけなのである。

では具体的にどのくらいの比率がいいのか。理想的なオメガ3系とオメガ6系の比率は1：1だ。

ちなみに自慢ではないが、私の血清の脂肪酸を調べてもらったところ、EPAとアラキドン酸の比率は1：1だった。どのように調べたのかはわからないが、昔の日本人の比率も1：1だったそうである。おそらく、今よりもずっと魚を食べていたからだろう。

私の場合はEPAのサプリメントも利用しているのだが、1：1の比率だと何が起こるかというと、次ページの図にあるように、炎症を促進するプロスタグランジン2系に比較して、炎症を抑制するプロスタグランジン3系が多く出てくるということである。現代人は圧倒的にオメガ6系の摂取が過多だから、炎症を促進するプロスタグランジン2系が多い。そうなれば、いつまでも体内の慢性的な炎症を抑えることができず、病気や症状が悪化する可能性も高くなるのはすでに述べた通りだ。

ここまで読んできて、あることを疑問に思った人はいないだろうか。それはなぜ比率が1：1なのかということだ。

●オメガ3とオメガ6の比率は1：1がベスト

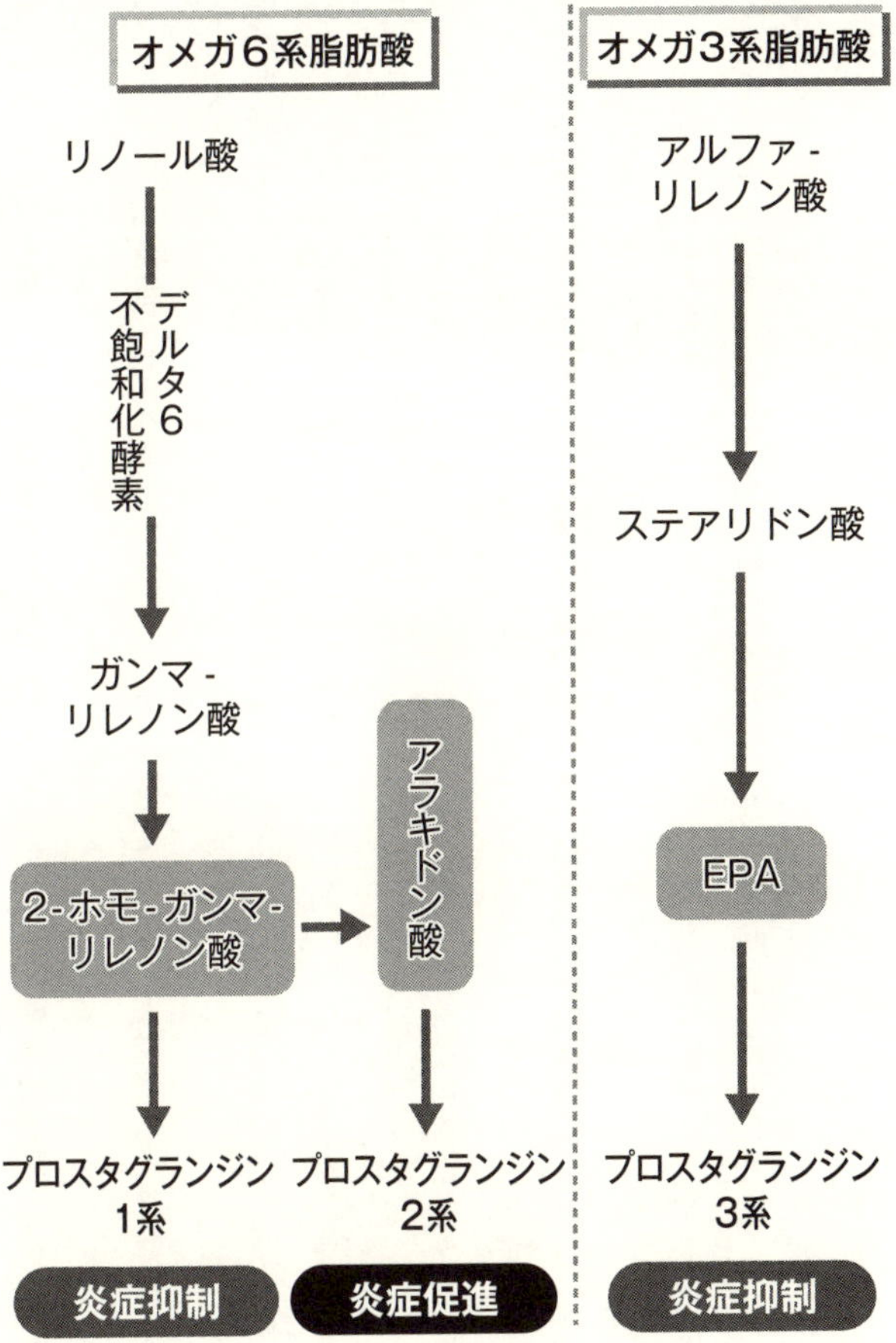

オメガ6系脂肪酸からは炎症抑制・炎症促進の物質がつくられ、オメガ3系脂肪酸からは炎症抑制の物質がつくられる。病気を治すには両者のバランスがとれていることが大切。

普通に考えれば、炎症を促進する物質よりも、炎症を抑制する物質が多いほうがいいと考えるのではないだろうか。それなのになぜ同率なのか。

体にとって健康を維持し、病気を治すためには、「炎症を促進する」必要もあるからなのだ。

炎症を促進するプロスタグランジン2系は、基本的に炎症をどんどん促進させることで早く病気を治す働きをしている。だから、病気の急性期にはなくてはならないものなのだ。炎症を抑制しているだけでは、病気を止めることはできないというわけだ。

たとえば、蚊に刺されたとしよう。刺された箇所がブワーッと膨らんで赤く腫れているまさにそのとき、炎症を早くしようと、炎症を促進する物質がさかんに出ているのだ。このとき、炎症を抑制しようとする物質も出ている。要は、その「バランス」「比」なのである。だから1：1なのだ。

「病気＝炎症」という現象が起こったら、その炎症を促進させて早く治すことは絶対に必要なことであり、治まってきたら今度はそれを鎮静するという流れになる。これが自然治癒力なのである。

だから私たちは食生活のなかで、オメガ3系の脂肪酸を増やし、オメガ6系の脂肪酸を減らすこと、つまり「比率」を変えることを意識する必要がある。リノール酸の多い揚げものや炒めものを減らし、青魚を積極的にとる工夫が必要なのである。

◎体内の炎症を抑えるメカニズム

一般的に炎症があるという場合、私たちは薬を服用して炎症を抑えようとすることがある。

もちろん、解熱鎮痛剤やステロイドなど、薬にも炎症を鎮める作用がある。

クリニックを訪れる患者さんで頭痛持ちの女性がいたが、解熱鎮痛剤が手放せないというのだ。確かに薬を飲むことで炎症を鎮めることはできる。ただ、多くの病気や症状にもいえることだが、薬物療法はあくまでも対症療法だ。結局薬に頼ってばかりでは解決にならないし、かえって炎症を悪化させてしまうことにもなりかねない。

それよりも食事を変えて必要な栄養をとり、炎症を鎮めることができる体になることが重要なのだ。

薬がどのように炎症を鎮めているのかを示したのが１３７ページの図である。

頭痛薬などは、非ステロイド性抗炎症薬と呼ばれる。アスピリンやインドメタシン、イブプロフェンなどがその代表だ。

脂肪酸から合成される化学物質を総称してエイコサノイドと呼ぶ。エイコサノイドには、先ほどから何度も出てきたプロスタグランジンのほか、トロンボキサン、ロイコトリエンなどがある。

さて頭痛薬がどこをブロックするのかというと、エイコサノイドと受容体の間の部分だ。ここをブロックしてプロスタグランジンの生合成を阻害する。

また、アレルギー対策の薬として使用されることの多いのがステロイド剤だ。飲み薬、塗り薬のほか、点鼻薬や点眼薬にも含まれるが、この薬は炎症反応の初期段階で、炎症反応を抑えようとするものである。

ステロイド剤は、もっと初期の段階で働くため、切れ味が鋭いともいえる。ただし、それゆえに本来体に備わっているアレルギーや炎症を抑える善玉エイコサノイドがつくられなくなってしまうのだ。

もしもこの状態が長く続いてしまえば、自らの体でつくり出すべきエイコサノイドがつくられなくなり、薬の副作用が強いものとなって出てきてしまう。もちろん、ステロイド剤も頭痛薬などの非ステロイド系抗炎症薬と同様、対症療法にすぎない。それどころか、

●薬と油では炎症を抑える場所が違う

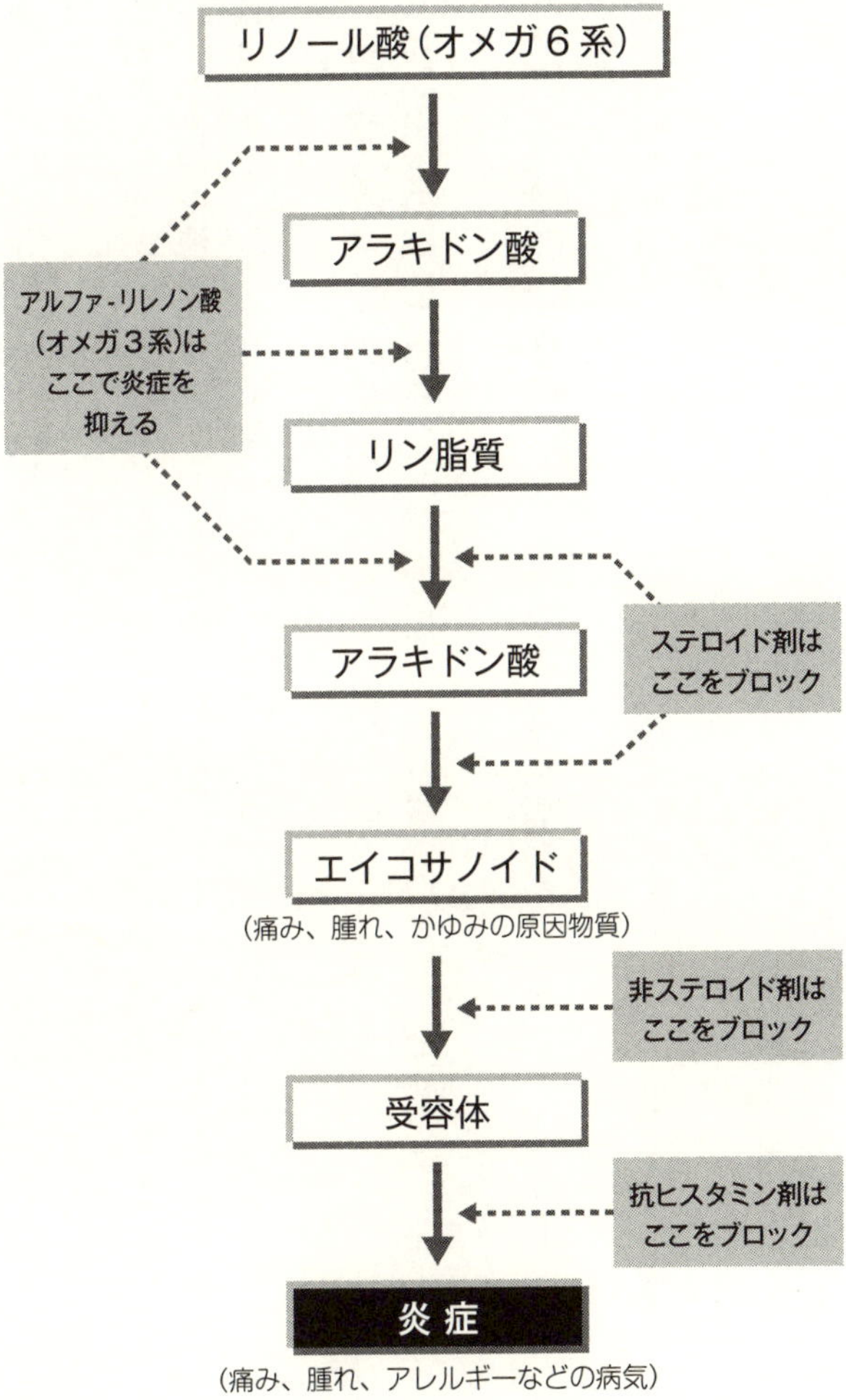

副作用を考えたら、体に備わっているべきシステムさえ狂わせてしまうかもしれないのだ。

ステロイド剤には、人工的なコルチゾールが使われている。コルチゾールは炎症を抑える強力なホルモンであることはすでに述べた通りだ。本来は私たちの体に備わっているコルチゾールが炎症を消す働きをしてくれるのだが、体の外からステロイドを入れてしまえば、体はコルチゾールが十分あると認識してしまい、自らの体内で分泌する量を減らしてしまうのだ。

結果、薬に頼らなければ炎症が抑えられない状態に陥ることになる。

このように、体のなかで起こっている炎症を、ただ薬で抑えてしまうのは無理がある。


では、前項でも述べた、炎症を抑えるオメガ3系の脂肪酸（アルファ-リノレン酸）はどうなのか。

オメガ3系の脂肪酸は、137ページの図が川の流れだとすれば、最も上流に働きかける。しかも、その抑制の作用は非常にマイルドだ。

オメガ3系の油を積極的にとることで（またはオメガ6系の油の摂取を減らし、オメガ3系の比率を上げることで）、私たちの体に本来備わっている炎症抑制システムを活性化してくれるのだ。

◎脳と関係が深いオメガ3系脂肪酸

油のとり方によって、脳の発達にも影響が出るのをご存じだろうか。

ここに人間の進化の過程と油に関する面白い話がある。類人猿からヒトに進化する過程には諸説あるが、ある学者がヒトの化石を調べたところ、面白いことがわかったというのだ。

水際で群れている類人猿から人類が出現してきたといわれている。

この頃、森に棲むゴリラや類人猿たちは、虫を食べ、木の実を食べていたと考えられるが、一方の水辺で群れていたほうの類人猿はといえば、大きな動物を襲って食べはじめていたという。

しかも、そのエサと思われる動物の骨が残っていて、調べてみると、動物たちの頭がすべて割られていたのだ。

つまり、襲った動物の脳や神経を食べていたと考えられるのだ。襲われた動物たちは、水辺に生息している。その動物たちのエサは当然、魚ということになる。だから、水辺に住んでいた類人猿たちは、オメガ3系の脂肪酸を大量にとるような食生活に変わっていった。そこから類人猿の脳が急速に発達していき、ヒトに進化したのではないかという仮説なのだ。

私も、おそらくこれは正しい説だと思う。先述したイヌイットもアザラシやシロクマを食べることで、間接的にオメガ3系を摂取していたが、ここでは「脳を食べた」というのがポイントになる。

要するに、魚を食べた動物の脳を食べたということになると、魚そのものを食べるよりもオメガ3系の比率はさらに高くなっていると考えられるからだ。

実際、私がおこなっている栄養療法では、発達障害の子どもにはまずオメガ3系の脂肪酸の摂取が常識になっている。とくに自閉症のお子さんには、オメガ3系摂取は「基本のき」といってもいいくらいなのだ。

それ以外にも、あらゆる脳のトラブルに対しても、オメガ3系は有効といわれている。

「魚を食べると頭がよくなる」といわれることは知っている人も多いと思うが、その中身は魚に含まれるオメガ3系の脂肪酸、ＥＰＡとＤＨＡのことなのだ。

ＥＰＡとＤＨＡを世界的に広めたのはＥＰＡ・ＤＨＡ研究の第一人者であるイギリスのマイケル・クロフォード博士である。博士は著書のなかで、「日本人の子どもが欧米人と比べて知能が高いのは、日本人が魚をよく食べるということと関係が深いのかもしれない」といったことを述べ、それが大きな注目を浴びた。

それ以来、日本でもＥＰＡやＤＨＡが話題になり、魚を食べると頭がよくなるといわれるようになってきた。でもこれは、一時のブームなどではない。

オメガ３系が脳のトラブルに働きかけ、なおかつ脳の発達を促進するのは、まぎれもない事実なのだ。

◎どんな油をとるかで細胞の質が変わる！

オメガ３系の脂肪酸をとることのメリットはまだある。

人間の体に60兆個あるといわれている細胞の細胞膜をつくっているのは脂質だ。

細胞の形とやわらかさは、細胞膜によって決まる。この形をととのえているのがコレステロール（コレステロールも脂質である）で、やわらかさを決めているのが脂肪酸なのだ。

先ほど述べたオメガ３系とオメガ６系の脂肪酸の比率が理想的な１：１の場合、細胞膜もいいバランスになっている。見た目ではわからないかもしれないが、しなやかで柔軟な細胞膜になっているのだ。

細胞膜がしなやかでやわらかいと、細い末梢血管にも血流が行き届くようになる。血流がよくなれば、体のすみずみまで栄養を届けることができる。

逆に細胞膜が硬ければ、血流が行き渡りにくくなるため、末梢循環が悪くなってしまうのだ。さらに、細胞膜が硬ければ、破れたり傷ついたりしやすくなるため、細胞の質は落ちていく。しなやかなほうが強いのだ。

つまり、オメガ3系脂肪酸の摂取が少なく、オメガ6系脂肪酸をたくさん摂取している現代人は、昔の日本人に比べて細胞が硬くなっているといえるだろう。

細胞膜のやわらかさは脳にもいい影響を与えている。細胞の内側と外側では常に情報交換がおこなわれているが、その情報交換を的確に、スピーディーにする鍵を握っているのが、細胞の形とやわらかさ、つまり細胞膜の状態なのだ。

脳の神経細胞はとくに、処理する情報量の多さが膨大にあるため、形が複雑になっている。だから細胞膜をととのえるコレステロールの役割は極めて重要になってくる。

脳の働きを維持するためにも、「いい油」の摂取は必須なのだ。

細胞膜の質は、１００％食事から得られる油に依存している。なぜなら、先述したようにオメガ３系もオメガ６系も必須脂肪酸であり、人体では合成することができないからだ。これはもう、私たち人間の遺伝子の操作の及ぶところではない。

食べ物を変えなければ、変えられない。だからこそ、魚や魚油など、オメガ３系の油を意識してとる必要があるのだ。逆にいえば、食べ物を変えていくことによって、体はいくらでも変えていくことができるのだ。実に勇気づけられる話ではないか。

ただし、食べ物を摂取して細胞膜にオメガ３系の脂肪酸が含まれるようになるには、最低でも２週間かかる。２週間とり続ければ、細胞膜の油の比率はオメガ３系優位に変わっていくのだ。逆にいえば、食べるのをやめてしまうと２週間でまたもとに戻ってしまう。

「２週間とり続けなければならないなら、ちょっと食べたくらいじゃ意味がないんじゃないか」とがっかりした人もいるかもしれない。でも、ちょっと待ってほしい。

２週間というのは、あくまでも細胞膜でのオメガ３系の話である。体内にオメガ３系脂肪酸が存在しさえすれば、炎症抑制作用はある。オメガ６系の暴走を抑えることができるのだ。もちろん毎日とり続けることがいちばん理想だが、それが無理でも意識してとるようにするだけで、炎症抑制作用は期待できるのだ。

このようにオメガ3系を摂取することはメリットが圧倒的に多いが、デメリットもないことはない。

127ページのイヌイットとデンマーク人の病気発症率のグラフをもう一度見てほしい。唯一、デンマーク人よりもイヌイットの発症率が高かったのが「脳出血」だ。要は、血液がサラサラになりすぎることによって、出血性の病変が増えることがあるというわけだ。

ただ、あえてデメリットをいえば、という程度のことで、現代の食生活ではこれほどのオメガ3系脂肪酸の摂取は、現実的に不可能である。オメガ3系の脂肪酸には、それを上回って余りあるほどのメリットがあることを強調しておきたい。

◎油は本来、体にとって安全なものだった

ここで、私たちが食べたものがどうやって体内に消化・吸収されるのか説明しよう。

私たちが食べたものは、口から肛門に至る消化管によって消化・吸収されている。それはまるで1本のホースのようになっているのだ。

食べたものはまず噛むことで細かく砕かれ、食道から胃に送られる。胃では胃酸と消化

酵素によってさらに細かい状態にされていく。消化するとはつまり、大きな分子を小さな分子にすることだ。その後、胃の内容物はぜん動運動によって、一定量が小腸に送られる。

小腸ではさらに消化酵素と混ぜ合わされて、もとの性質が残っていない分子にされる。ここではじめて小腸の粘膜上皮から吸収されるのだ。

第2章で説明したように、たとえばたんぱく質の場合は、アミノ酸の形になって吸収される。ただ、単純にアミノ酸になってそのまま吸収されるわけではない。詳しい説明は難しくなるので省略するが、アミノ酸が吸収されるときに、量や種類を調節したり、小腸の粘膜のなかで必要な形に変換されて吸収するというようなことをおこなっている。つまり、かなり体内で操作を受けてから、やっと吸収されるのがたんぱく質なのだ。

糖質の吸収も単純ではなく、消化酵素によって分解されると、ある種の輸送体を介して粘膜に入り、またその輸送体を介して血液中に入って吸収されていく。

つまり、私たちが食べたものはそうそう単純に消化・吸収されるものではなく、体のほうで何らかの調節機能を働かせて吸収されているのだ。

では、「油」の消化・吸収はどうなのだろうか。驚くことに「素通り」なのである。

食べ物に含まれる脂質の多くは、安定した中性脂肪の形をしている。

中性脂肪は、ひとつのグリセロールに3つの脂肪酸が結合して構成されている（トリグリセリドという）。小腸の粘膜で吸収されるときには、グリセロールと脂肪酸に分解されて別々に吸収されるが、再び小腸の粘膜でトリグリセリドに再合成される。このときも、脂質の基本的な性質は変わらないままなのだ。

第3章の最後で、肝臓のデトックス機能とともに腸のデトックス機能についての説明をした。たとえばたんぱく質や糖質の場合も、小腸で消化・吸収されるとき、有害物質などは選別され、無害なもののみを吸収するシステムになっている。その後、門脈を通って肝臓に運ばれる。肝臓は頭のいい臓器なので、もし有害物質や毒素があれば解毒し、必要なものにつくり変える。そこから心臓に運ばれ血液となって全身に運ばれるというわけだ。

ところが脂質（油）は、小腸でも選別されることなく基本的性質は変わらないままカイロミクロンというリポタンパク質に含まれて、リンパ管を通って、肝臓を通らずに心臓に届き、全身に運ばれていく。つまり、小腸や肝臓のデトックス機能を受けずに全身に運ばれていくという性質を持っているのだ。

これが意味しているのは、本来油は、体にとって無害だったということなのである。しかも、油は人間にとっていちばん大事なエネルギー源だから、小腸や肝臓を介さずに即エネルギーとして使われる必要があるということなのだ。

そもそも人体の仕組み自体、油には「悪い油」などない、という前提だったのだ。

ところが近年、悪い油が出てきて、その摂取量も増えてきた。体の仕組みは早々変えられないから、ダイレクトに悪影響が出てきているというわけだ。

ちなみに最近体にいいと話題になっているココナッツオイルは、ほかの油と代謝経路が違う。ココナッツオイルの主成分は肉類、バター、乳製品などと同じ飽和脂肪酸のひとつだ。脂肪酸をその長さによって分類すると、一般的な油に含まれる長鎖脂肪酸と、脂肪酸の長さが短い中鎖脂肪酸に分かれるが、ココナッツオイルは母乳などと同じ中鎖脂肪酸に含まれる。

通常の油は、今まで説明してきたように、小腸から門脈や肝臓を介さずに全身に運ばれエネルギーとして使われるのだが、ココナッツオイルなどの中鎖脂肪酸は、小腸から門脈を経て、肝臓に運ばれるという経路をとる。肝臓で分解されると、すぐにケトン体に変換され、全身に運ばれてエネルギー源として利用されるのだ。

分子鎖が短い分、消化・吸収が速く利用されやすいため、ほかの脂肪酸に比べて体脂肪として蓄積されにくいというメリットもある。もちろん体内で炎症をつくることもないし、性質としては非常におとなしい油で、ただひたすらエネルギー源として使われる。

脳のエネルギー源としても有効で、ここ数年、アルツハイマー型認知症の予防・改善に効果があることも判明し、ますます注目されている。

ちなみに私はココナッツオイルをそのまま口に入れてうがいをするオイルプリングをおこなっている。歯周病や虫歯などの口腔内の病気の予防だけでなく、デトックス効果も期待できるおすすめの健康法だ。

◎「植物性」でも危険なトランス脂肪酸

さてここで、最も危険な油、トランス脂肪酸について話しておこう。

トランス脂肪酸とは、植物に由来している油だが、その製造過程で、構造が自然界に存在しない形に変わってしまった油だ。

基本的に天然の植物油は室温では液体だ。ところがトランス脂肪酸は水素添加をして二重結合を人工的に切り、飽和脂肪酸の割合を増やすということをしているため、室温でも固体なのである。マーガリンがそのいい例だ。室温で置いておいても、溶けないのはそのためである。

油を動物性、植物性で区別している人がいまだに多くいる。「動物性＝危険」「植物性＝安全」というイメージが強いのだろう。しかし、油は動物性か植物性かではなく、「種類（組成）」で選ぶことが大切だ。先に紹介したイヌイットも、動物性の油しか食べていなかったにもかかわらず、栄養状態もよく、病気の発症率も低かったではないか。植物性油だから体にいいだろうという「リノール酸（オメガ6系脂肪酸）神話」がしばらく蔓延《まんえん》していたが、まったく科学的根拠はないのだ。

欧米では2000年代前半の研究の結果、動脈硬化性疾患に対するリスクがあるとされ、トランス脂肪酸は規制対象とされてきた。

世界規模で店舗展開をしている大手ファストフード・チェーンには、トランス脂肪酸を使用しないことを宣言しているところもある。そして2015年6月、アメリカ食品医薬品局では3年以内にトランス脂肪酸の主要摂取源である部分水素添加油（PHO）を全廃すると発表した。

これに対して日本では、欧米に比べてトランス脂肪酸の摂取量が少ないため、通常の食生活では健康への影響は小さいということを理由に、いまだ規制をする必要はないとしている。

先に、オメガ6系脂肪酸をとると細胞膜のやわらかさがなくなってしまう話をした。トランス脂肪酸も同様に、細胞膜のなかに入ることによって細胞膜が持っているやわらかさがなくなってしまうのだ。

また、トランス脂肪酸は代謝されにくいので、代謝の際にビタミンやミネラルを必要以上にたくさん消費してしまうというデメリットもある。

トランス脂肪酸はマーガリンやマヨネーズ、ドレッシング、クッキーやスナック菓子、パンに含まれるショートニング、アイスクリームやポテトチップスなどの加工食品に多く含まれている。食品に「ショートニング」「ファットスプレッド」「加工油脂」などの表示があったら、トランス脂肪酸が入っていると考えられる。食品を買うときは表示を意識してチェックして、なるべくそれらの食品を避けることが、悪い油を避けるためのコツになる。

◎油の吸収にはコレステロールが欠かせない

先に油の消化・吸収について説明したが、油の吸収についてもう少し説明しよう。

咀嚼《そしゃく》されて胃に入った中性脂肪は、胃のぜん動運動によって攪拌《かくはん》され、十二指腸で分泌される胆汁によって乳化される。乳化とは、水と油などのように、本来混ざり合わない物質が、ある物質を加えることで混ざるようになることをいう。

たとえばドレッシングを想像してみてほしい。手でふるとよく混ざり合うが、時間がたつと分離してしまうことがある。これを、マヨネーズのようによく混ざり合った状態にするのが乳化だ。中性脂肪の場合、そのままでは吸収されにくいため、胆汁がその乳化の役目を果たしてくれているのだ。

よく揚げものや炒めものなど、油ものを食べると胃がムカムカする、胃もたれがするという人がいる。おそらく油ものが苦手だという人の体内では胃の攪拌がうまくいっていないということと、胆汁の分泌が悪く、乳化がうまくいかないため吸収が悪くなっていることが考えられる。

膵臓から分泌されるリパーゼという消化酵素で脂肪の分解がはじまるので、リパーゼの働きが悪いことも理由のひとつになるが、やはり油の問題で大きいのは、胃の動きと胆汁の分泌なのだ。この胆汁のなかの大部分を占めるのが胆汁酸であり、胆汁酸の原材料はコレステロールなのである。つまり、コレステロールの低い人は、より油を吸収しにくくなってしまうということになる。

「コレステロールは体に悪い」と思い込んでいる人もいまだに多い。動脈硬化や心筋梗塞への心配から、コレステロールのとりすぎに注意している人も多いだろう。しかし、その認識には大きな見落としがある。

実はコレステロールが食物由来のものは全体の20％程度、あとの80％は肝臓を中心とした組織がその合成を担っているのだ。しかも肝臓は食物からつくられるコレステロールが増えると肝臓で合成される量を減らすなど、その総量をきっちりと管理しているのだ。

つまり、体内のコレステロールの総量は、食べ物には左右されず調節されているということなのだ。

油っこい食事が苦手だという人は、油を避けることでますます自ら油を受けつけにくい体にしていることになる。

そういった人は本来コレステロールを上げなければならないのに、油ものを食べないようにし、コレステロールを避ければ避けるほど、低コレステロールになる。そしてコレステロールが低いことによって、さらに油の吸収が悪くなるという悪循環に陥ることになるのだ。先述したように、コレステロールは細胞膜の形成に欠かせない物質でもある。

本章で繰り返し説明しているように、「いい油」は積極的にとるべきであるし、それが炎症を抑制し、健康につながっていくのである。

第5章

今日から実践！
日本人のための「グルテンフリー」健康法

最新栄養医学でわかった人生を変える食べ方

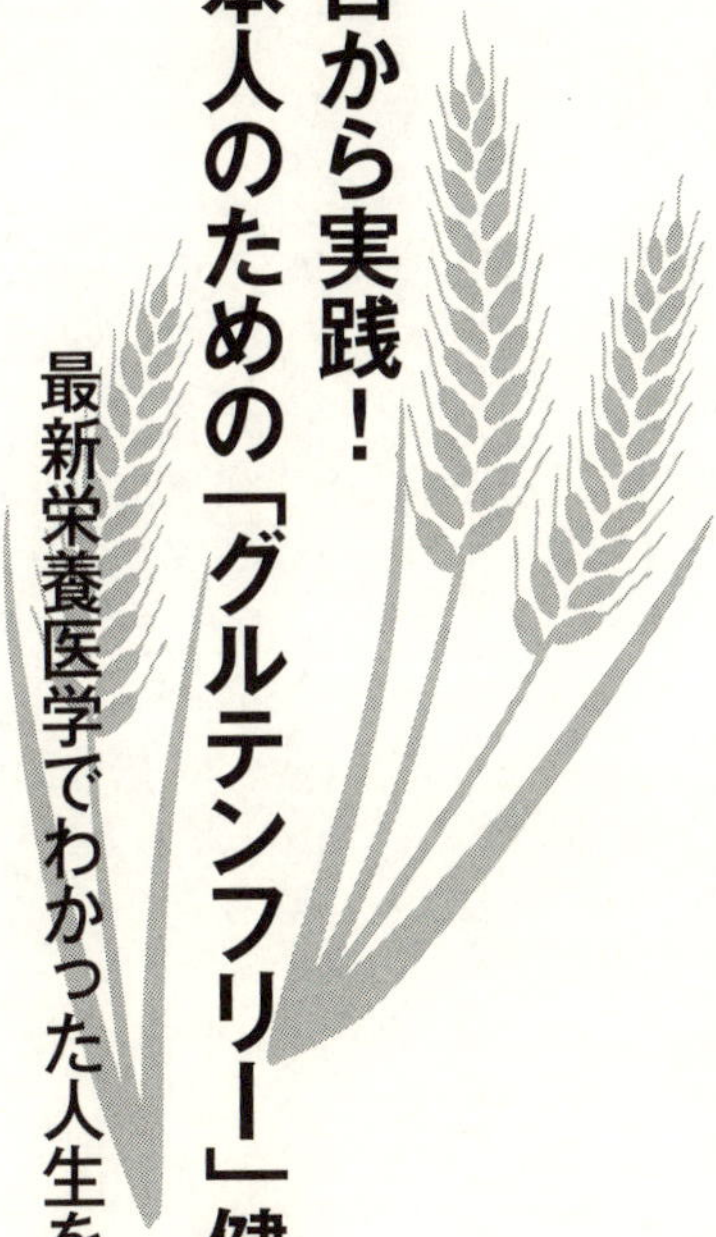

◎「グルテンフリー」は海外と同じやり方ではうまくいかない

海外では「グルテンフリー」の食事法が広まってきているのは何度も話してきた通り。欧米のスーパーマーケットでは、そば粉のパスタやグルテンフリーのクッキーやパンなどグルテンフリーを実践するための代替食材も充実している。

もちろん日本でもグルテンフリーは注目され、それを実践するための本やレシピなども紹介されはじめてきている。

ただ、欧米に比べ、日本ではまだ代替食材が広く売られているところまでは行っていないのが現状だ。

加えて、第2章の最後でも紹介したように、欧米のグルテンフリーのOK食材、NG食材は、すべての日本人に当てはまるとは限らないものも多い。当たり前のことだが、同じグルテンフリーでも、その国に合わせた方法を提供しなければ、実践しにくいのだ。

また、今まで述べてきたように、欧米ではよしとされている牛乳やヨーグルトなどの乳製品などに含まれているカゼインについても、合わせてとらないようにすることがベストだ。確かに欧米のスーパーマーケットでは「グルテンフリー」の食材や、「ローファット」「コレステロールゼロ」「シュガーフリー」といったものはよく見かけても、「カゼインフリー」の食材はほとんど見かけない。

これは、日本人に比べて、欧米人に乳糖不耐症が少ないことも理由のひとつだろう。カゼインフリーは日本人ならではの問題なのだが、グルテンフリーと合わせてカゼインフリーをおこなうことのメリットは大きい。

この章では、日本人にも実践しやすい「日本式グルテンフリー」についてわかりやすく紹介していこう。

◎「小麦の代わりに米をとる」ことのデメリット

パスタやピザ、パンを主食にしてきた欧米人から見れば、日本人ほどグルテンフリーが実践しやすい国はないと思われているかもしれない。

いうまでもなく、日本人の主食は米だからだ。

グルテンフリーを実践すると、米に行きつく。

確かに和食ならグルテンフリーは実践しやすい。そして和食のシメにご飯を食べるというわけだ。実際、米は、アレルギーをつくりにくい食材でもある。

でも、ここであえていいたい。

日本人がグルテンフリーを実践するとき、単純に小麦の代わりに米、としてしまうことにはデメリットもあると。

そもそも、グルテンがなぜこんなに問題になっているかというと、事のはじまりはグルテンをたくさんとってきた欧米人たちに不調が出てきたことにある。

グルテンがよくないのであれば、お米ならいいだろうと、お米を食べはじめた——もちろんそれは悪くない。しかし、それはグルテンを食べ続けてきた欧米人の歴史があってのことである。もともとお米が主食であった日本人がそれを踏襲するのはいささか乱暴ではないだろうか。

私がここまでいうのは、クリニックで長年取り組んできた糖質過多の問題があるからだ。お米はパン同様、糖質であり、食べすぎればさまざまな問題が生じてくる。

このあと詳しく説明するが、お米をたくさんとりすぎてしまえば、当然血糖値が上がりやすくなってしまうのだ。

一方、パン好きな人にとってもグルテンフリーを実践するのはつらいものだ。

最近、米粉を使った「米粉パン」をよく見かけるようになった。グルテンフリーのパンがなかなか手に入らないなか、グルテンフリーを実践したい人にとってはすぐにでも飛びつきたいところだろう。ただ、残念ながらここでも注意が必要なのである。

米粉パンは本来グルテンフリーを実践するためのパンではないことも多く、実はグルテンが含まれていることが多いのだ。

実際、米粉だけの生地では粘り気を出すのが難しく、なかなかふくらみにくい。結局、グルテンを混ぜることがいちばん手っ取り早いということで、グルテンが入っていることが多くなるというわけだ。

米粉＝グルテンフリーと考えて安易に購入して食べてしまうと、小麦アレルギーの人なら大変なことになってしまう。

実際、グルテン＝小麦と知らずに、小麦アレルギーの人がグルテン入りの米粉パンを食べてアレルギー症状を発症した例もあるようだ。くれぐれも気をつけてほしい。

また、グルテンフリーの米粉パンであっても、原材料は米である。これらもまた、とりすぎれば糖質過多の問題が出てくるのだ。しかもパンは、得てしてご飯よりもたくさん食べすぎてしまうものだ。

では、具体的にどのような問題が出てくるのか。詳しく説明していこう。

◎糖質過多が引き起こす「低血糖症」

小麦や米を食べすぎると心配されるのが「低血糖症」だ。

小麦や米には糖質が多く含まれているが、糖質の過剰摂取はさまざまな弊害をもたらしてしまう。その代表が低血糖症というわけだ。

低血糖症とは、その言葉の通りに見ると、血糖値が低くなる症状のように思われるが、そう単純なものではない。

血糖値とは、血液のなかに溶け込んでいるブドウ糖の濃度のことだ。

ブドウ糖は脳をはじめとした全身のエネルギー源であるが、その濃度は高すぎても低すぎてもいけない。常に血糖値が安定している状態に保たれていることが大切なのである。

低血糖症とは、安定した血糖の変化が保てなくなり、血糖調節に異常が出てくる状態のことである。

血糖は膵臓から分泌されるインスリンなど多くのホルモンによって一定に保たれている。

ブドウ糖の濃度が高くなるとインスリンが分泌されて血糖値を下げ、濃度が下がると血糖値を上げるためにアドレナリン、ノルアドレナリン、コルチゾールなどのホルモンが働き、ブドウ糖が補給される仕組みになっている。

通常、食事をとると血糖値はゆるやかに上昇し、その後ゆるやかに下がって、食後3～4時間で空腹時と同じ値になって安定する。

ところが、糖質過多の食事を続けていると、このバランスが崩れ、血糖調節異常が起こりやすくなる。たとえば少量の糖質をとっただけでインスリンが大量に分泌されたり、血糖値が低い状態が長く続いたりするようになるのだ。

小麦や米などの主食になる炭水化物も実は糖質だ。現在の食生活では、ご飯やパンなど、精製された白いものをとるのが一般的だが、それらの食品は吸収のスピードが速く、食べると急激に血糖値が上がってしまう。食材によっても血糖値の上昇率は大きく違うのだ。

また、腸が悪ければ低血糖症にもなりやすい。腸の粘膜が荒れ、網の目が粗い状態になると（リーキーガット）、腸に吸収されるのも速くなる。糖も驚くほど速く吸収されてしまうのだ。

実際、低血糖症の診断をするために「5時間糖負荷検査」といって、ブドウ糖のジュースのようなものを飲んでもらい、5時間、血糖値の変化やインスリンの変動を見る検査がある。ブドウ糖ジュースを飲んだあと、通常なら血糖値のピークは30～60分後に訪れるものだが、腸に問題がある人がおこなうと、ピークは15分後までに訪れてしまう。

低血糖症については、自閉症との関連も指摘されている。

自閉症に関する研究報告をおこなっているアメリカのウェブサイトに、スティーブ・エーデルソン博士による一文が載っている。

「食後に変な行動が起こったら、それは低血糖が原因かもしれません」

そう、自閉症の子どもに腸の状態が悪いケースがほとんどだというのはすでに述べた通りである。また、自閉症の子どもに精製された砂糖を含むお菓子や飲料を好んでほしがる傾向があるケースもよくある。腸が悪ければ低血糖症に、そしてそれが自閉症につながっている可能性もあるのだ。

低血糖症には大きく分けて3つのタイプがある。ひとつずつ説明していこう。

①血糖値が上がったあと急激に低下する「反応性低血糖症」

食後に血糖値が上がり、ピークに達すると急激に下がるのがこのタイプの特徴だ。

正常な血糖値のカーブは、空腹時と次の空腹時の数値はほぼ同じになるが、このタイプは、食後3～4時間後には、空腹時の数値をはるかに下回り、50％程度まで低下してしま

●正常な血糖曲線

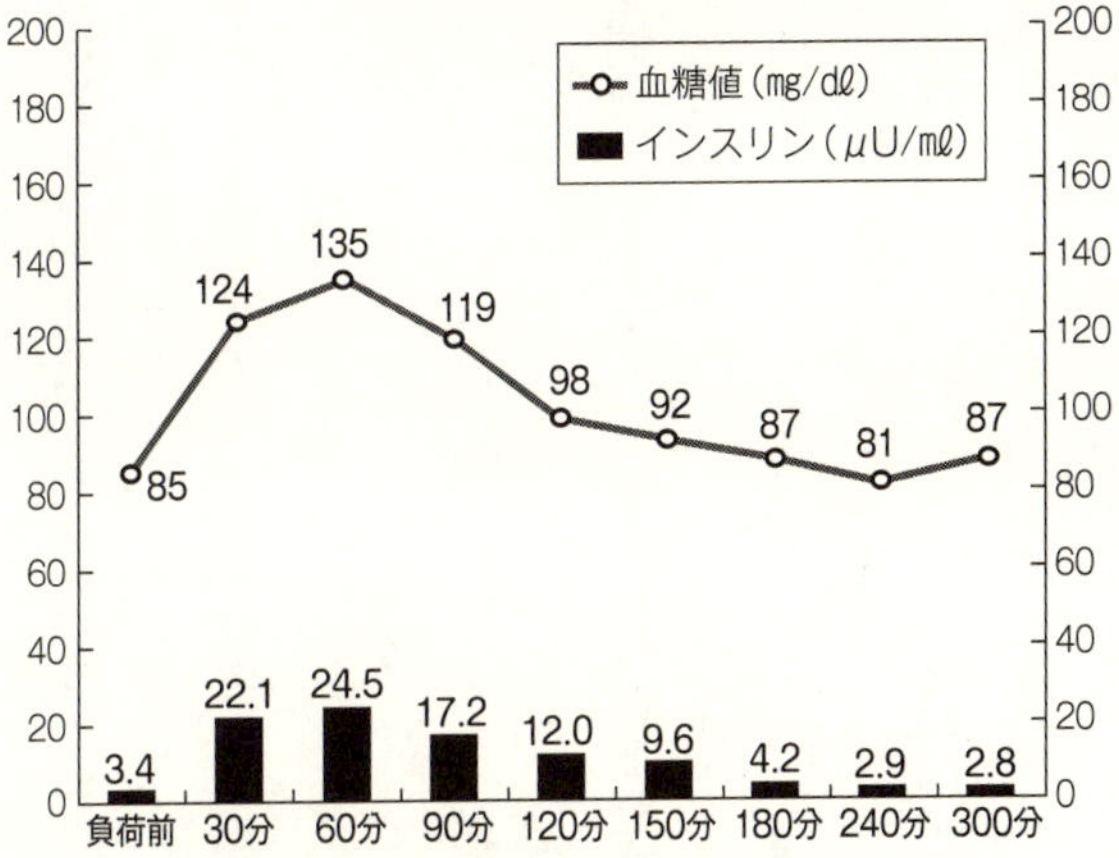

血糖値は負荷前の空腹時血糖よりも大きく下がることはない。

①反応性低血糖症の血糖曲線

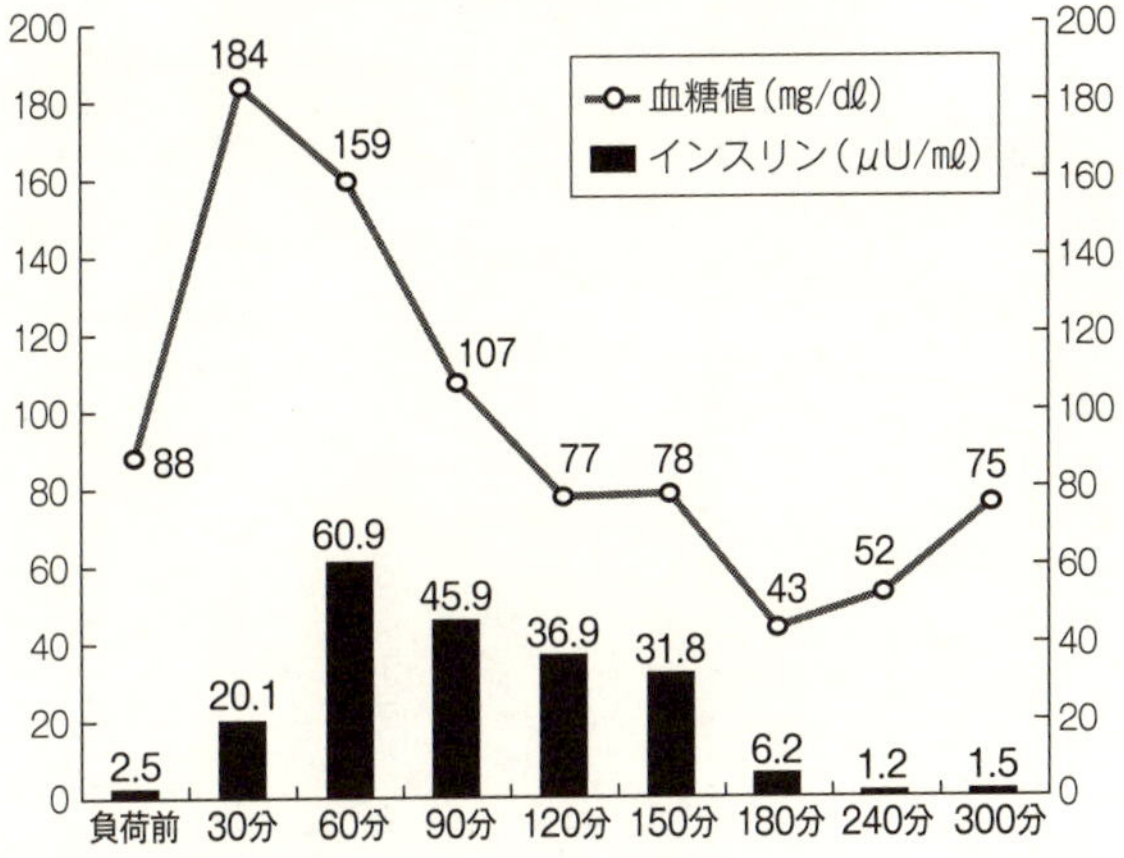

急激に血糖値が低下し、180 分後には負荷前（空腹時）の50%まで低下している。

うこともある。

血糖値が急激に低下すると、さまざまな問題が起こってくる。どのホルモンが作用するかによっても違うが、たとえば興奮系のアドレナリン、ノルアドレナリンが大量に放出されると、動悸《どうき》や手のしびれ、筋肉のこわばり、頭痛のほか、精神面ではイライラや不安感、恐怖心などがあらわれる。

また、血糖値が下がりすぎることによって、脳に供給されるブドウ糖が不足してしまうため、集中力の低下や強い眠気、うつ症状なども出てくるのだ。

②血糖値が上がらない「無反応性低血糖症」

文字通り、食事をとっても反応せず、血糖値が上がらないのがこのタイプだ。インスリンが頻繁に出たり出なかったりを繰り返す。10代〜30代前半の人に多く、脳や体にブドウ糖を十分に供給できなくなる。

そのため、疲労感が強く、思考力の低下も起こってくる。朝になってもなかなかベッドから起き上がることができず、学校や仕事に行けなくなるということも起こってくるのだ。

大量のエネルギーが必要となる脳がエネルギー不足になっているため、ほとんどの人が

②無反応性低血糖症の血糖曲線

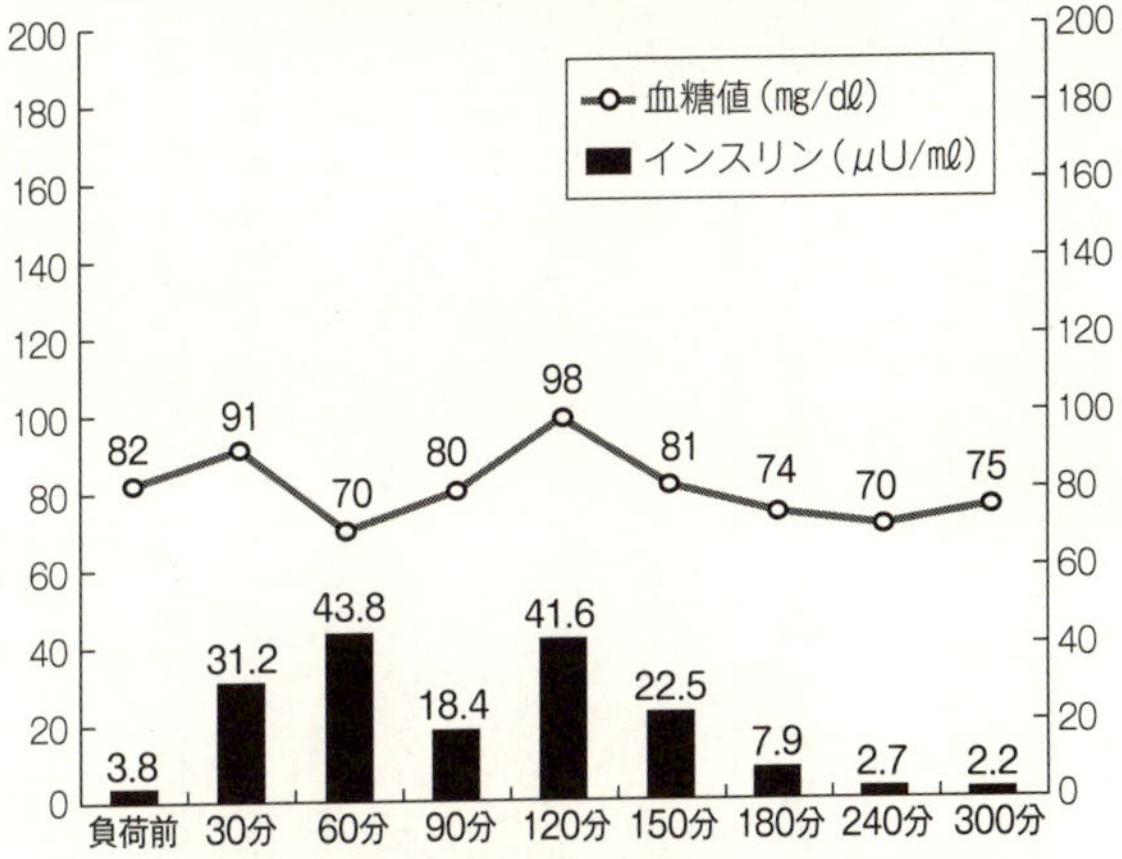

安定した血糖値の上昇がないため、脳や体の活動に支障が出る。

③乱高下型低血糖症の血糖曲線

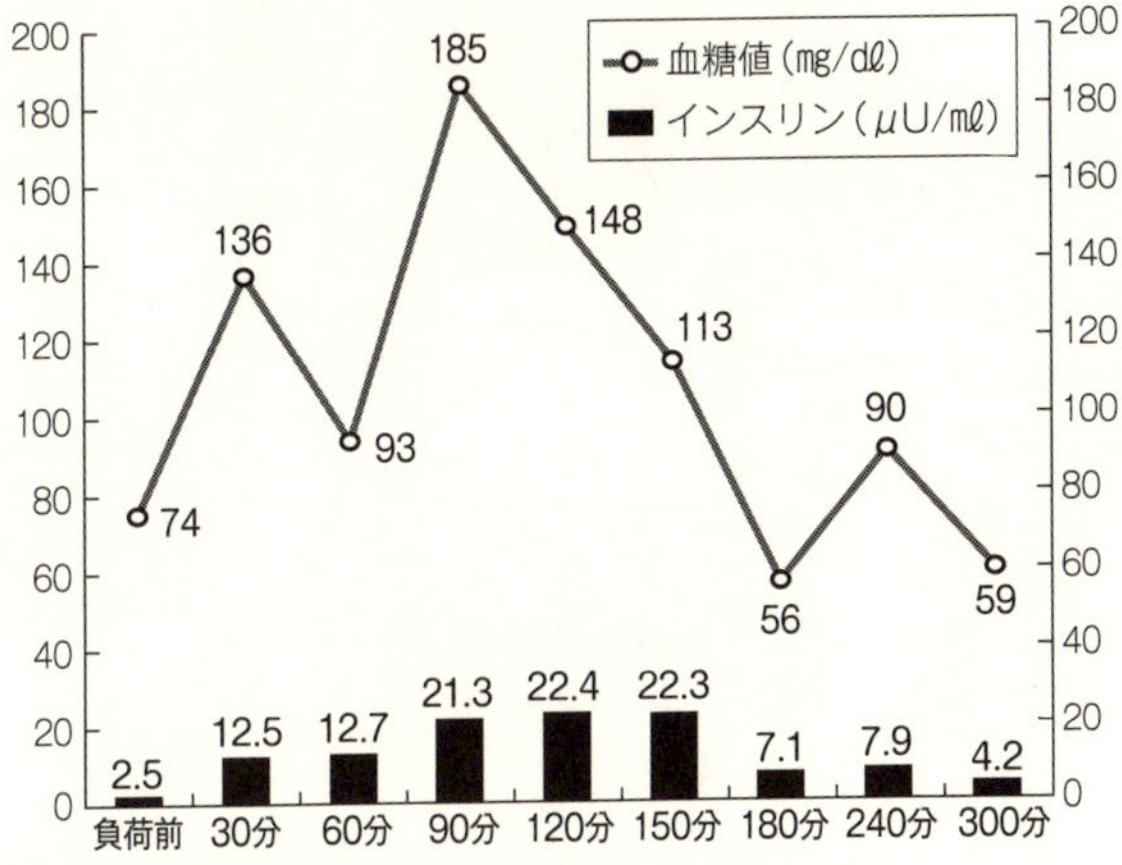

血糖値の乱高下には、多くの自律神経の調整が関与するため、精神状態に影響する。

抑うつ症状を訴えるのも特徴だ。

③血糖値の上下が激しい「乱高下型低血糖症」

血糖値が上がったり下がったりを繰り返すのが乱高下型低血糖症だ。

脳へのエネルギーの供給が不安定になるため、気分の変化もまさに乱高下だ。さっきまでニコニコしていたと思ったら、突然不機嫌になったり、落ち込んでいたと思ったら、次の瞬間には笑顔になったりするのである。

また、血糖値が急激に下がるのに備えて、常に自律神経のなかの交感神経が緊張状態を強いられているので、交感神経を司《つかさど》るホルモンが多く分泌されることになる。

感情の起伏が激しいため、一見するとメンタルな問題があると思われがちだが、乱高下型低血糖症だと診断され、原因が血糖調節異常だとわかると安心する人も多い。

なお、これら3つの低血糖症のタイプは、一般的に認知されている正式名称ではなく、血糖値の変化の傾向によって任意に分類したものであることをお断りしておく。実際は、これらのタイプをあわせ持つ人も少なくないのだ。

◎糖質制限は「グルテンフリー・ダイエット」にもなる

血糖値を安定させる食べ方として最も有効なのが「糖質制限」だ。

ここ数年、「糖質制限食」「糖質制限ダイエット」としてさまざまなメディアで取り上げられているので、知っている人も多いだろう。改めて簡単に説明しよう。

通常の食事をすれば誰でも血糖値が上がっていくが、正常な血糖値の場合は、３～４時間かけてゆるやかに空腹時の値まで下がるのはすでに述べた。

この〝ゆるやか〟な血糖値の変化を速くしてしまうもの、それが「糖質が高い食品」なのだ。

血糖値が急激に高くなってしまうと、心や体のトラブルが起こるのは前項で述べたが、血糖値をなるべく上げないこと、あるいは上げ方をゆるやかにするために有効なのが「糖質制限」なのである。

食材によって含まれる糖質の量は違う。糖質制限食では、なるべく糖質が少なく、血糖値が上がりにくい食材を選ぶのがコツだ。

では、糖質を多く含む食材とは何か。

そう、この本で述べてきたグルテンを多く含むパン、うどん、お菓子などである。

糖質制限をすると、必然的にグルテンフリーを同時におこなうことにつながるのだ。

ちなみに糖質制限では精製された食品を控えるように指導されることもあるため、パンなら食パンよりも全粒粉パンのほうがよいとされるが、「グルテン」という意味では、全粒粉パンでも同様に含まれているため、食べるときには注意が必要だ。

なお、糖質制限では米も血糖値を上げやすい食材であるため控えるように指導する。一方で、グルテンフリーでは、グルテンを含まない米はOKとされることが多い。糖質制限をすすめる立場の私からすれば、パンも米も控えてもらいたいところだ。ただ、「腸にやさしいかどうか」という意味では、少なくともグルテンを含むパンなどの食品に比べれば、米のほうが腸にやさしいといえるだろう。もしどうしても食べたいときには、食事の最後に少量とることをおすすめする。

そこで気をつけてほしいのが食事の順番だ。

血糖値が上がりにくい食事といっても、どうしても食事のときにパンやご飯を食べたくなる人もいるだろう。

そんなときは、血糖値を上げにくい食材から食べるという方法がおすすめだ。

「食べる順番ダイエット」などともいわれているので、知っている人も多いと思うが、食べる順番を意識することで血糖値の上げ方をゆるやかにする方法だ。

まずは野菜を最初に食べるようにする。野菜に含まれる食物繊維は糖質の吸収をゆるやかにする働きもある。

食事の際は、まずはサラダから食べるように意識しよう。汁ものがあれば、ここで飲むといいだろう。

次にメインのおかずを食べる。あとで述べるが、肉や魚に含まれるたんぱく質は重要な栄養素であり、血糖値が上がりにくいというメリットも大きい。

メインのおかずを食べたら、最後のシメに、ご飯を少なめに食べればいい。そしてこの量は、少なければ少ないほどよい。

これは洋食も同じで、前菜からはじまり、スープに続き、メインの肉や魚を食べる。パンはメインのおかずと一緒に少量とる程度にするのだ。

クリニックで糖質制限をして体調が改善した人は数えきれないほどいる。

私がクリニックを開業した頃は、まだ現在ほどグルテンに注目をしていなかったため、糖質制限に加えて栄養指導をしていたことが功を奏していると思っていた。もちろんそれも事実なのだが、今思えば、糖質制限をすることで同時にグルテンフリーがおこなわれていたことによる効果も高かったのだろう。

糖質制限とグルテンフリーをおこなえば、怖いものなしなのだ。

◎たんぱく質は「日替わり」でとるのがポイント

パンもダメ、お米もとりすぎたらダメ、加えてカゼインを含む乳製品も控えて——では いったい何を食べたらいいのだ、という声が聞こえてきそうである。

答えはひとつ、ぜひたんぱく質を積極的にとってほしい。

日本人は平均すると食事のカロリーの6割を糖質からとっている、糖質過多大国だ。人類の歴史のなかでも、ここまで糖質過多になることは想定されていなかった。ところが今や、その食生活は想定外の事態に陥ってしまっている。ご飯やパン、麺類といった主食をはじめ、糖質なしで食生活を送るのは難しい人も多いだろう。

糖質は大事なエネルギー源ではないのか、と思われるかもしれないが、第4章でも説明したように、人間の本来のエネルギー源は脂質なのだ。人間の体は、本来は代謝しやすい脂質をエネルギー源とし、糖質はいざというとき、非常時のエネルギー源に過ぎない。

しかも、糖質はあえて主食としてとらなくても、野菜などから十分摂取できる。たとえばジャガイモなどのイモ類、ニンジン、レンコンなどには糖質がかなり多く含まれている。本来、あえて主食としてとる必要はないものなのだ。

糖質を摂取しないことによって栄養不足にはならないのだろうか。

先述したように、糖質の本質はエネルギー源であり、ほかでもまかなえる。それに加えて、小麦はもちろん乳製品も、私たちの祖先は毎日のように食べることのなかった食材だ。食生活からそれらを抜いても栄養面ではまったく問題ない。

一方、たんぱく質は人間の体を構成するもっとも基本的な栄養素だ。

人類が狩猟をして日々の食料を得ていた時代、私たちの祖先はイノシシやシカ、あるいは魚や海獣といった動物性たんぱく質をおもな栄養源として生きていたのだ。木の実や海藻などを食べることもあっただろうが、生命を維持していたのはあくまでも動物性たんぱく質だったはずだ。

昔も今も、たんぱく質が重要な栄養素であることはまったく変わらない。

ただし、たんぱく質を摂取するときにひとつ注意しなければならないことがある。それは、毎日同じ種類のたんぱく質をとらないことだ。

アレルギーに3つのタイプがあることは第1章で話したが、なかでもIgGタイプのアレルギーは、たんぱく質が原因になることが多いということがわかっている。

肉、魚、卵、豆腐……たんぱく質の種類はいろいろあるが、毎日同じ種類のたんぱく質を食べていることも多々あるだろう。

「たんぱく質の種類を毎日変えるなんて無理……」と思うかもしれないが、ローテーションを組んで食べることを意識してみよう。

たとえば、肉を食べるなら、日によって鶏肉にしたり、豚肉、牛肉、というふうに変えていく。魚を食べるときも同じように、今日はサバ、明日はサケ、その次の日はサンマ、イワシ、アジ……と〝種類〟を変えていけばいい。もちろん昨日は肉を食べたから今日は魚、ということでもかまわない。

第3章で「アレルギーはいつも冷蔵庫に入っているもので起こりやすい」と話したが、たんぱく質の種類を毎日変えるのは、そのためなのだ。大好物の食材は毎日食べがちになる。それがたんぱく質であれば、毎日食べることによってアレルギーを発症しやすくなるというわけだ。

たんぱく質のなかでもとくにアレルギーをつくりやすい食材がある。それが卵と乳製品だ。その理由は明白で、毎日食べている定番食材だからだ。冷蔵庫を開ければ、卵と乳製品が必ず入っているというご家庭は多いのではないだろうか。

忙しい朝は必ず牛乳と卵、ヨーグルトが定番、ではないだろうか。とくにヨーグルトは、「体にいい」といわれることが多いため、毎朝欠かさずとっている人は多い。

ヨーグルトなどの乳製品は、アレルギーの問題だけでなく、これまで述べてきた「カゼイン」の問題もある。

毎日とる習慣を改め、1日おきにするだけでかまわない。なぜならIgGアレルギーは先述したように「量より頻度」だからだ。

一度に食べる量ではなく、少量でも毎日とり続けることでリスクが高くなる。極端にいえば、一度に卵を3個食べるよりも、毎日1個ずつ食べるほうがリスクが上がることになるのだ。

この、たんぱく質の種類を変える方法を、私は「休腸日」と名づけている。腸への負担を減らし、アレルギーのリスクを抑えるためにも、ぜひたんぱく質はローテーションを心がけてほしい。

もちろんこれは「たんぱく質の摂取量を減らす」という意味ではない。何度もいうように、たんぱく質は人間にとって最も基本的なとるべき栄養素だ。とくに成長期の子どもの場合、アレルギーを恐れてたんぱく質の摂取を控えると、体の成長はもちろん、心のトラブルも引き起こしかねない。たんぱく質のとり方にはコツが必要だが、決してその量を減らしてはならないのだ。

◎「ヘルシーな大豆」のとり方にもひと工夫を

たんぱく質といえば肉や魚などの動物性たんぱく質だけではない。豆腐や納豆などの植物性たんぱく質も好んで食べる人が多いだろう。

もちろん大豆もたんぱく質だから、毎日納豆や豆腐を食べ続けることでアレルギーを起こす人もいる。しかし、経験上、重症な大豆アレルギーの人はそう多くはない。

その理由として、日本の大豆は発酵させているものが多いので、それが抗原性を抑えているためではないかと考えている。

アレルギーの血液検査をすると、確かに大豆に反応を示す人は多いのだが、実際、重度なアレルギーは少ないのだ。

ただし、同じ大豆製品でも、おからは抗原性が強いので注意が必要だ。

ご飯の代わりにおからを食べるダイエットが一時流行したが、毎日ご飯代わりに大量におからを摂取することになってしまうこの方法などは、私にいわせればもってのほかである。

いずれにしても、大豆製品もほかのたんぱく質同様、毎日食べることは避け、できれば週４日程度にしたほうが無難だろう。

大豆製品もヘルシー食のイメージが強いためか、毎日食べる人が多い。冷蔵庫を開ければ、豆腐や納豆が必ず入っている人もいるだろう。

とくに女性では、美容の観点から肉をとらずに大豆食品でたんぱく質を補おうとする傾向もあるようだ。

肉を食べずに大豆製品ばかりとると、アレルギー以外の問題も出てくる。それが鉄分不足だ。

確かに納豆にも鉄分は含まれているが、野菜や穀類に含まれる鉄分は非ヘム鉄といわれ、肉などの動物性食品に含まれるヘム鉄に比べて、圧倒的に吸収率が低い。動物性食品を避けていると、鉄欠乏を起こしてしまう。クリニックでも、血液検査をすると多くの女性は鉄欠乏だが、これは患者さんに限ったことではない。明らかな貧血症状が出ていなくても、ほとんどの女性は鉄欠乏といってもいい状態なのだ。

鉄欠乏はさまざまなトラブルを引き起こす。そういった意味でも、たんぱく質は動物性たんぱく質と植物性たんぱく質をバランスよく摂取する必要があるのだ。

◎腸から健康になるおすすめの栄養素

ここまでアレルギーと腸の関係、また腸の状態を改善するための食べ物や食べ方の基本についてお話ししてきた。

腸の炎症を抑え、腸内環境をよくしていくには、有効な栄養素を積極的にとることが重要だ。腸の粘膜を強くするのも、炎症の抑制作用を高めるのも、すべては栄養素にあるからだ。

では、具体的に説明していこう。

①体内の炎症を抑える油「EPA」

第4章で説明したように、EPAは魚油、とくに青魚に多く含まれている成分で、炎症抑制作用がある。

オメガ6系の脂肪酸であるアラキドン酸に対抗して、炎症を抑制する。つまり、細胞膜に送り届けられたＥＰＡが、粘膜の炎症を抑えるのだ。腸の粘膜はもちろん、アトピー性皮膚炎やぜんそくなどの炎症にも有効に働く。

ＥＰＡは必須脂肪酸であり、人間の体内ではつくられないから、積極的に魚をとることが重要だ。

ただ、マグロなどの大型魚には水銀などの重金属が蓄積しているという問題がある。大型魚は寿命が長い分だけ、重金属をため込んでいるのだ。そのため、魚をとるなら寿命が比較的短い小型のアジ、サバ、イワシ、サンマ、ブリなどがおすすめだ。魚を選ぶ際の大きさの目安としては、まな板にのる程度の大きさのものを選ぶといいだろう。

魚は水銀の問題があって心配だから、そういう心配のない亜麻仁油やエゴマ油、チアシードをとれば安心ではないか、といわれそうだが、魚油をとることにはメリットがある。

実は、オメガ３系の油を摂取したからといって、即ＥＰＡを摂取したことにはならないのだ。オメガ３系の油を体内に摂取して代謝されてＥＰＡに変換されるには、ある種の酵素が必要だ。これが１３３ページの図にあるデルタ６不飽和化酵素だが、日本人はこの酵素活性が低いことが知られている。

つまり、オメガ３系の油をとっても、ＥＰＡに変換されにくい人が意外に多いのだ。

アトピー性皮膚炎があるなどアレルギー体質の人はさらに、デルタ6不飽和化酵素の活性が低い。ということは、腸の炎症を抑制したい人であればあるほど、EPAとして直接とること、つまりは魚からオメガ3系の油をとるほうが効率がいいということになる。

またデルタ6不飽和化酵素が働くためには、さまざまな栄養素が必要になる。

その代表が亜鉛だ。そのほか、ビタミンB_6、マグネシウム、ビオチンなどがある。これらの栄養素はすべて、「皮膚や粘膜を改善する」という共通点があるのも興味深いところだ。

なお、魚介類が苦手で魚油をとれない人や、エゴマ油や亜麻仁油、チアシードを摂取する場合には、デルタ6不飽和化酵素を活性化させるために、これらの栄養素を一緒にとるのがおすすめだ。

また、EPAはサプリメントを利用するのも有効だ。オメガ6系の油に対して魚油などのオメガ3系の比を大きくすることが重要なので、魚を食べることに加えてEPAのサプリメントで効率的にオメガ3系をとることができる。

②免疫力をアップさせる「ビタミンD」

ビタミンDもEPAと同様、粘膜に働きかける栄養素だ。

ビタミンＤといえば、これまでカルシウム代謝に関係し、骨を丈夫にすることがおもな役割だといわれてきた。しかし、最近では免疫力をアップさせ、アレルギー症状を改善する作用があることが知られるようになってきた。

まず、ビタミンＤには小腸の粘膜を正常に保ち、免疫の過剰反応を抑える作用がある。

小腸の粘液は、たくさんあればあるほどバリア機能が強い。粘液があれば、悪い菌は入りにくいというわけだ。当然、腸の粘液の部分には、悪い菌がたくさん入ってこようとするが、それらの菌を殺す作用があるのが、カテリシジンやベータ - ディフェンシンといわれるたんぱく質だ。そして、これらの抗菌たんぱくをつくるように指令を出しているのがビタミンＤなのである。

また、小腸の粘膜は、細かいひだ状になっている。このひだひだの状態を保つ作用をしているのもビタミンＤなのである。

小腸の粘膜の炎症が悪化する理由のひとつとして、第４章でオメガ６系の炎症を促進する脂肪酸のことを述べた。粘膜が炎症してしまう理由はそれだけではない。過剰な免疫反応を起こしてしまうことでも、炎症が悪化するのだ。

ビタミンＤが欠乏することで、過剰な免疫反応が起こりやすくなる。

アレルギーのもととなる抗原が入ってくると、免疫細胞のひとつであるT細胞が活性化される。このT細胞が過剰に反応して暴走することでアレルギー反応が起きてくるわけだが、ビタミンDはその暴走を防ぐ制御性T細胞を増やす働きがあるのだ。

ビタミンDはコレステロールを原料として、太陽の紫外線を浴びることによって皮膚でつくられる。問題なのは、昨今の「紫外線は体に悪い」「紫外線を浴びると老化が進む」などの情報から、夏はしっかり日焼け止めを塗り、紫外線を避ける人が増えてきたことである。日本人は、圧倒的なビタミンD不足なのだ。

ビタミンDは食品にも含まれているが、食品に含まれているビタミンDは極めて少なく、紫外線による皮膚での合成の不足をまかなうだけのビタミンDを食品から摂取できていないのが現状だ。

ビタミンDを生成するのは紫外線のうちUVBで、これは洋服や窓ガラスを通過できないのだ。つまり、ビタミンDをつくるには、直射日光を浴びる必要がある。

なにも炎天下のなか、日焼けするまで浴びる必要はない。一日に15分以上、直射日光を浴びるだけでビタミンDは確実につくられる。紫外線の弊害を知ることも大切だが、圧倒的なビタミンD不足が招く弊害に関しても、もう少し注目すべきだろう。

ビタミンDは魚の内臓に多く含まれている。アンコウの肝や、イワシを丸ごと食べる、煮干しを食べるといったことを心がけるといいだろう。また、天日干しした干しシイタケや焼きザケもおすすめだ。ただ、現実的には食事でビタミンDを補うのはかなり厳しい。やはりサプリメントで確実に補っていく必要があるだろう。

③重要なのに現代人に圧倒的に不足している「鉄」

鉄は、圧倒的に欠乏している栄養素のひとつでもある。

鉄欠乏というと、真っ先に貧血を思い浮かべる人が多いだろう。また、酸素を運ぶ役割も担っているため、欠乏すれば疲れやすい、筋力が落ちる、めまいや立ちくらみがするということにもつながる。

しかし実は、鉄は貧血を改善したり酸素を運ぶだけではない役割がたくさんある。鉄も粘膜をつくり、丈夫にする重要な栄養素なのだ。

酸素を運ぶ鉄が欠乏すれば、細胞も酸欠状態になる。当然、正常な粘膜や皮膚をつくることができなくなる。

ところが繰り返しになるが、現代人は、鉄が圧倒的に欠乏しているのだ。

鉄は汗や便などで消耗していく。女性なら生理でも毎月消耗してしまう。だからこそ、食材からしっかり鉄を摂取してほしいところだが、肉の摂取不足に加え、土壌の衰えや加工精製食品の摂取の増加などから、食事から必要なだけの鉄をとることは難しくなっているのが現状だ。日頃の食事から、かなり意識して鉄分を摂取しなければ、鉄欠乏は解消できないだろう。

鉄分を多く含む食材としては豚や鶏のレバー、牛赤身肉、マグロ、カツオ、野菜ではホウレン草や小松菜のほか、海藻類にも多く含まれる。ただ、野菜などの植物性食品の鉄と、肉などの動物性食品に含まれる鉄では種類が違う。前者に含まれるのはたんぱく質と結合していない「非ヘム鉄」、後者に含まれるのはたんぱく質と結合している「ヘム鉄」である。

積極的にとってほしいのは「ヘム鉄」のほうだ。両者では、吸収率に違いがあるのだ。ヘム鉄の吸収率が15~25%なのに対して、非ヘム鉄の吸収率はわずか2~5%以下なのである。

そもそもほかの栄養素に比べて、人間の体にとって鉄は吸収しにくい栄養素だ。となるなら断然「ヘム鉄」がおすすめだ。

ただ、気をつけなければいけないことがひとつある。腸内細菌のうち、悪玉菌は鉄が好物なのだ。

だから鉄分が足りないからと、吸収できないほど鉄をとるのはよろしくない。食材からとる鉄分だけで便が黒くなることはないが、鉄分のサプリメントを飲むと、便が黒くなることがある。その黒くなった分は、吸収できなかった鉄分だ。つまり、便として排出されるまで、吸収されなかった鉄分が腸内をぐるぐると循環していたことになる。そしてぐるぐる回っている間に、悪玉菌を活性化させてしまうのだ。これではせっかく鉄分をとっても腸内環境が悪くなってしまう。

吸収率が高いといわれるヘム鉄でさえ、とりすぎれば吸収できなくなり、便が黒くなるのだ。だから、サプリメントでヘム鉄をとる場合の量の目安としては、便が黒くなるかならないか、ぎりぎりのラインの量を摂取する必要があるだろう。

もちろん、腸の粘膜が正常であれば、その分栄養素の吸収率はアップする。鉄分の吸収も例外ではない。腸をととのえることで、必要な栄養素が得られる好循環が起こるのだ。

④腸内環境の悪化で不足しがちな「ビタミンB群」

ビタミンB群とは、ビタミンB_1、B_2、B_3（ナイアシン）、B_5（パントテン酸）、B_6、B_{12}、

葉酸、ビオチンなどの総称であり、私たちが生きるために必要なエネルギーの代謝に欠かせない栄養素だ。また、神経伝達物質の合成にも深くかかわっており、なくてはならない栄養素であるだけに、消費量も多く、不足しがちな栄養素でもある。

ビタミンB群が不足すると、寝つきが悪くなる、集中力や記憶力が低下するなどの弊害も出てくる。

そして、ただでさえ不足しがちであるにもかかわらず、腸内細菌のバランスが悪いとビタミンB群欠乏に陥ってしまうのだ。

ビタミンB群と腸がかかわっている、といわれてもすぐにピンと来ないかもしれない。

実は、B群のなかのパントテン酸や葉酸、ビオチンなどは、食事から得るルート以外に、体内でもつくられている。

その役割を担っているのが腸内細菌なのだ。

腸内の状態が悪いと、腸内細菌のバランスが乱れ、体内でのビタミンB群の合成能力が落ちてしまう。第1章でも説明したが、抗生物質の長期服用によっても、腸内細菌のバランスを崩してしまう。抗生物質は悪い菌を殺す一方で、善玉菌まで殺してしまうため、ビタミンB群の合成能力はガクンと低下してしまうのだ。

先に抗生物質の投与が自閉症にかかわっているお子さんの例を出したが、今は子どもの頃から抗生物質を使用する傾向があるため、それがビタミンB群の合成を阻害している可能性は否定できない。

発達障害のお子さんたちに共通しているのは、ビタミンB群の重度の欠乏だ。それだけ腸内環境が悪いということなのだ。

また発達障害のお子さんは音に敏感な場合が多いが、それもビタミンB群の欠乏と関連しているといわれている。

ビタミンB群を多く含む食品は、豚肉、ウナギ、豚・肉のレバー、タラコ、マグロ、サバ、カツオ、サンマ、鶏ササミ、玄米、サツマイモ、バナナ、落花生などがある。

これらの食品を見ればわかるように、ビタミンB群を摂取するためには、動物性たんぱく質の摂取が欠かせない。日頃から肉や魚を使ったメニューを心がける必要がある。ただ、甘いもののとりすぎ、米・パン・麺類などの糖質のとりすぎ、精製加工食品の摂取などによってビタミンB群は大量に消費されてしまう。

どんなにB群を摂取しても、それ以上に消費してしまうのが現代の食生活だ。食品だけで十分な必要量を確保するのが難しい場合は、サプリメントを併用することも考えるといいだろう。

さらに、ストレスはビタミンB群の大量消費の原因になる。ストレスを感じたとき甘いものに走るといった「糖質でストレス解消！」は、最悪の方法であることも付け加えておく。

◎「おなかにいい栄養素」をとるときの注意点

腸内に善玉菌が棲みやすい環境をつくるために働く栄養素にラクトフェリンがある。「ラクト」は乳、「フェリン」は鉄という意味で、鉄を結合した乳たんぱくのことだ。

ラクトフェリンには免疫調整作用もある。ラクトフェリンが小腸に届くと、腸粘膜の上皮にあるM細胞で受け取られる。届いたラクトフェリンはパイエル板に送られ、そこにある樹状細胞を成熟させて、免疫機能を発揮するのだ。

加えて、腸内に棲む菌に対して抗菌作用を発揮して、腸粘膜を強くする働きも持っている。

先に、鉄は悪玉菌の好物だと書いたが、悪玉菌が増えるときには、かなりの量の鉄が必要とされる。その際に活躍するのがラクトフェリンなのだ。ラクトフェリンは、悪玉菌のエサとなる鉄を奪い取るため、結果、善玉菌が増えていくのだ。

さらに、腸粘膜に棲みついてしまっているカンジダ菌によって起こった炎症を抑える作用も持つなど、いいことずくめのラクトフェリンなのだが、注意をしたいのが「カゼイン」の問題だ。

ラクトフェリンは乳たんぱくのうち、カゼインを含んでいないホエイ成分に存在する。つまりしっかりと分離・精製しているサプリメントであれば、心配することはない。しかし製品によっては当然カゼインが含まれている。カゼインのアレルギーがある人は摂取を避けたほうがいいかもしれない。

なお、ラクトフェリンは胃酸や熱に弱い性質があるため、サプリメントでとる場合は食間や就寝前など、空腹時にとる必要がある。また、活性が強いのは無加工のものであることも明記しておこう。

そのほかに腸内環境をととのえるものとしてファイバーやオリゴ糖などがある。確かにファイバーやオリゴ糖をとることによって便通が明らかに改善し、アレルギー症状が治まったという人はいる。そのような人はぜひ摂取してほしいのだが、一概に誰でもＯＫとはいかないのが悩ましいところなのだ。

ファイバーやオリゴ糖を摂取すると、理論的には腸内の善玉菌が増え、腸内環境はよくなるのだが、同時に悪玉菌のエサになる場合がある。つまり善玉菌を増やすと同時に悪玉菌を増やしてしまうケースもあるということだ。

ファイバーやオリゴ糖をとって腸の状態が改善する場合は、比較的すぐにわかる。一方、しばらく様子を見ても、なかなか改善しない場合は、悪玉菌の活性度が高くなっている可能性がある。このような場合は、ファイバーやオリゴ糖の摂取は控えたほうがいいだろう。

◎栄養は吸収されて、はじめて意味をなす

毎日のようにテレビや雑誌では健康情報が絶え間なく発信されている。

「○○予防には△△を食べるといい」

などと紹介されるたびに、いまだに特定の食材が爆発的に売れたり、スーパーの棚から消えたりする現象も起きている。

私も栄養療法をおこなっている医師として、栄養素が体にとってどれだけ大切かは熟知しているつもりだ。

特定の食材や栄養素だけをとる、いわゆる〝ばっかり食べ〟はアレルギーを引き起こすことは本書で述べた通りだ。

そして何より知っておいてほしいのは、「いい栄養」をとっただけで終わりではないということ。

栄養は体に吸収されてはじめてその力を発揮するのである。

これは当たり前のようでいて、実は日常の食生活のなかであまり意識されていないことなのではないだろうか。

栄養素は単体では意味をなさないものがほとんどだといってもいい。Aという栄養素をとったからといって、Aがそのまま単体で吸収されることはないのだ。栄養素は複雑に作用しあって、本来の力を発揮する。

「バランスよく食べましょう」といわれるのは、決まり文句などではなく、いろいろなものをバランスよく食べることで、栄養素の本来の力を相互に働かせ、しっかり体内に吸収させましょう、という意味なのである。

そしてしっかり吸収されるためには、腸をととのえておくことが必要だ。このことに関しては、本書で一貫して話してきたので、改めて説明する必要もないだろう。

腸の炎症を引き起こすものは避けること、同時に腸の炎症を抑え、腸内環境をととのえる食生活をすることで、栄養の吸収は格段に良くなるはずだ。

これらをふまえた上で、「日本式グルテンフリー」を実践すれば、間違いなく健康な生活を送ることができるだろう。

青春新書 INTELLIGENCE

こころ涌き立つ「知」の冒険

いまを生きる

〝青春新書〟は昭和三一年に——若い日に常にあなたの心の友として、その糧となり実になる多様な知恵が、生きる指標として勇気と力になり、すぐに役立つ——をモットーに創刊された。

そして昭和三八年、新しい時代の気運の中で、新書〝プレイブックス〟にその役目のバトンを渡した。「人生を自由自在に活動《プレイ》する」のキャッチコピーのもと——すべてのうっ積を吹きとばし、自由闊達な活動力を培養し、勇気と自信を生み出す最も楽しいシリーズ——となった。

いまや、私たちはバブル経済崩壊後の混沌とした価値観のただ中にいる。その価値観は常に未曾有の変貌を見せ、社会は少子高齢化し、地球規模の環境問題等は解決の兆しを見せない。私たちはあらゆる不安と懐疑に対峙している。

本シリーズ〝青春新書インテリジェンス〟はまさに、この時代の欲求によってプレイブックスから分化・刊行された。それは即ち、「心の中に自らの青春の輝きを失わない旺盛な知力、活力への欲求」に他ならない。応えるべきキャッチコピーは「こころ涌き立つ〝知〟の冒険」である。

予測のつかない時代にあって、一人ひとりの足元を照らし出すシリーズでありたいと願う。青春出版社は本年創業五〇周年を迎えた。これはひとえに長年に亘る多くの読者の熱いご支持の賜物である。社員一同深く感謝し、より一層世の中に希望と勇気の明るい光を放つ書籍を出版すべく、鋭意志すものである。

平成一七年　　刊行者　小澤源太郎

著者紹介
溝口徹〈みぞぐち とおる〉
1964年神奈川県生まれ。福島県立医科大学卒業。横浜市立大学病院、国立循環器病センターを経て、1996年、痛みや内科系疾患を扱う辻堂クリニックを開設。2003年には日本初の栄養療法専門クリニックである新宿溝口クリニックを開設する。
栄養学的アプローチで、精神疾患のほか多くの疾患の治療にあたるとともに、患者や医師向けの講演会もおこなっている。
著書に『「うつ」は食べ物が原因だった!』（小社刊）、『「女性の脳」からストレスを消す食事』（三笠書房）、『９割の人が栄養不足で早死にする!』（さくら舎）などがある。

2週間《しゅうかん》で体《からだ》が変《か》わる
グルテンフリー健康法《けんこうほう》
小《こ》麦《むぎ》抜《ぬ》き
青春新書
INTELLIGENCE

2016年２月15日　第１刷

著　者　溝《みぞ》口《ぐち》　徹《とおる》

発行者　小澤源太郎

責任編集　株式会社プライム涌光
電話　編集部　03(3203)2850

発行所　東京都新宿区若松町12番１号　〒162-0056　株式会社青春出版社
電話　営業部　03(3207)1916　振替番号　00190-7-98602

印刷・中央精版印刷　製本・ナショナル製本

ISBN978-4-413-04478-3